Supratim Ghosh

Cimento

Supratim Ghosh

Cimento

Imprint
Any brand names and product names mentioned in this book are subject to trademark, brand or patent protection and are trademarks or registered trademarks of their respective holders. The use of brand names, product names, common names, trade names, product descriptions etc. even without a particular marking in this work is in no way to be construed to mean that such names may be regarded as unrestricted in respect of trademark and brand protection legislation and could thus be used by anyone.

Cover image: www.ingimage.com

This book is a translation from the original published under ISBN 978-620-2-31718-4.

Publisher:
Sciencia Scripts
is a trademark of
Dodo Books Indian Ocean Ltd. and OmniScriptum S.R.L publishing group

120 High Road, East Finchley, London, N2 9ED, United Kingdom
Str. Armeneasca 28/1, office 1, Chisinau MD-2012, Republic of Moldova, Europe
Printed at: see last page
ISBN: 978-620-7-98519-7

ÍNDICE

Capítulo 1

INTRODUÇÃO

O cemento é um tecido conjuntivo duro avascular que cobre a dentina da raiz dos dentes humanos[26] . É também designado por Osso Substancial. Foi demonstrado microscopicamente pela primeira vez em 1835 por dois alunos de Purkinje[7] . É um dos quatro tecidos que suportam os dentes na mandíbula [o periodonto], sendo os outros o osso alveolar, o ligamento periodontal e a gengiva. Embora muitos destes tecidos periodontais tenham sido extensivamente estudados, o cemento continua a ser o menos conhecido. De facto, é o menos conhecido de todos os tecidos mineralizados do corpo. Por exemplo, sabe-se muito pouco sobre a origem, diferenciação e dinâmica celular da célula formadora do cemento [os cementoblastos][5] .

Embora restrito à raiz nos seres humanos, o cemento está presente nas coroas de alguns animais como uma adaptação a uma dieta herbívora. O cemento varia em espessura em diferentes níveis da raiz. Ele é mais espesso no ápice da raiz e nas áreas inter-radiculares de dentes multirradiculares, e mais fino cervicalmente. A espessura cervical é de 10-15µm e apicalmente 50-200 µm [embora possa exceder 600 µm][5]

O cemento é contíguo ao ligamento periodontal na sua superfície externa e está firmemente aderido à dentina na sua superfície profunda. A sua principal função é fixar as fibras de colagénio do ligamento periodontal.

É, portanto, um tecido mineralizado altamente reativo, mantendo a integridade da raiz, ajudando a manter o dente na sua posição funcional na boca e estando envolvido na reparação e regeneração dentária.[5]

O cemento forma-se lentamente ao longo da vida, o que permite a reinserção contínua das fibras do ligamento periodontal. Alguns consideram o cemento como um componente calcificado do ligamento. Em termos de desenvolvimento, diz-se que o cemento é derivado da camada de revestimento do folículo dentário. Tal como a dentina, existe sempre uma camada fina [3-5 μm] de matriz não calcificada na superfície da variedade celular do cemento, sendo esta camada de matriz não calcificada designada por pré-cemento. O cemento é semelhante ao osso em termos de composição química e propriedades físicas, mas é avascular e não tem inervação. É também menos facilmente reabsorvido, uma caraterística importante para permitir a movimentação ortodôntica dos dentes.[5]

A razão para esta caraterística é desconhecida, mas pode estar relacionada com:-

1> Diferenças nas propriedades físico-químicas ou biológicas entre o osso e o cemento.

2> As propriedades do pré-cimento.

3>O aumento da densidade das fibras de sharpey (parcialmente no cemento celular)

4> A proximidade dos restos de células epiteliais à superfície da raiz.[5]

BIOLOGIA DO DESENVOLVIMENTO

A formação do cemento inicia-se quando as células epiteliais da bainha radicular de hertwigs (HERS) e as células mesenquimais do folículo pericoronário se encontram na proximidade da superfície radicular em desenvolvimento. Nas últimas décadas, numerosos autores produziram muita informação sobre o papel dos tecidos envolvidos na formação da raiz, mas a contribuição dos componentes epiteliais e mesenquimais para a comensogénese continua a ser uma área de debate.[33]

Com base numa revisão da literatura e numa análise cuidadosa, são tiradas as seguintes conclusões:

1] O HERS desintegra-se antes de qualquer deposição de cemento.

2] As células mesenquimais do folículo dentário penetram na bicamada HERS e

3

depositam a matriz de cemento inicial, enquanto as células epiteliais imediatamente adjacentes estão separadas da superfície da raiz por uma lâmina basal e não segregam qualquer matriz de cemento.

3] Ao contrário dos roedores, nos humanos, o HERS é removido da superfície da raiz antes da deposição do cemento.

4] Tanto os mRNAs quanto as proteínas da amelogina estão ausentes da superfície da raiz e dos ameloblastos mais cervicais.

5] Os extractos de proteínas do cemento não reagem de forma cruzada com os antibióticos da amelogenina em western blots. Em geral, diferentes estudos confirmam a teoria clássica do cemento como um tecido conjuntivo derivado do folículo dentário que se forma após a desintegração do HERS.[33]

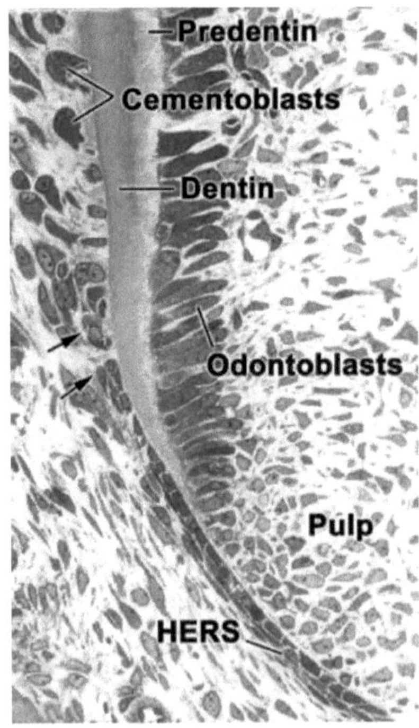

Origens do cemento - um "whodunit" científico:

Os dentes dos mamíferos são órgãos compostos que apresentam três tecidos mineralizados muito diferentes ligados entre si - esmalte, dentina e cemento. Uma associação tão estreita de três biominerais diferentes não é encontrada em nenhum outro lugar como no corpo dos mamíferos e raramente mesmo no reino animal. A formação dos biominerais dentários nos vertebrados superiores não ocorre de forma aleatória ou em massa [Lowenstam 1981], mas é fortemente controlada por matrizes orgânicas segregadas por células altamente especializadas [Slavkin e Diekwiseh 1996, 1997]. No esmalte e na dentina, a deposição de matrizes biopoliméricas e a secreção de minerais são realizadas por uma camada única de células densamente compactadas, diretamente adjacentes à camada mineral correspondente, não deixando assim qualquer dúvida sobre a origem celular destes tecidos. Em contraste com o esmalte e a dentina, o desenvolvimento do terceiro tecido mineralizado, o cemento, permanece enigmático. Em muitos mamíferos, tanto as células epiteliais da bainha radicular de Hertwigs como as células mesenquimais do folículo pericoronário estão próximas da superfície radicular em desenvolvimento aquando da formação do cemento. As contribuições de cada tecido, epitélio e mesênquima, não estão claramente definidas e têm sido a base de numerosos debates [Tencate, 1996 a, b; Hammarstormet et al., 1996].[33]

A teoria clássica sugere que as células mesenquimais do folículo pericoronário se transformam em cementoblastos e secretam cemento depois de terem transmitido a barreira da bainha epitelial radicular de hertwigs. Originalmente, a desintegração da HERS e a penetração com células do tecido conjuntivo do saco dentário foram descritas por Von Brunn [1991], que acreditava que os tecidos conjuntivos do saco dentário estavam a crescer nas dobras do órgão do esmalte. Enquanto outros assumem que as células do saco dentário simplesmente entram em contacto com a dentina da raiz depois de se desacoplarem com o HERS. Outros entendem este processo de uma forma mais ativa e descrevem-no como migração ou penetração. (Schour 1953; Cho e Garant 1988).[33]

Outra escola de pensamento propôs que o cemento acelular e a cementogénese são um processo com origem nas células epiteliais. Esta teoria foi baseada em estudos microscópicos do cemento lingual de incisivos de roedores e coelhos, bem como em semelhanças imunológicas sugeridas entre as proteínas do esmalte e do cemento. A ideia de uma origem epitelial do cemento foi questionada por Thomas et al (1986), que demonstraram a ausência de quaisquer proteínas do esmalte no cemento marinho, e por Luo et al (1991), que documentaram que as células HERS não transcreviam amelogenina. A ideia mais abrangente de que as células HERS geram uma camada proteica funcionalmente relevante remonta ao conceito de Hertwig de Schmelzoberhautchen (Hertwig, 1874). Hertwig acreditava que as células epiteliais do germe dentário estavam a segregar uma cuticula (schmelzoberhautchen) que realizaria a "Gestalt" do dente em desenvolvimento, incluindo a raiz (Hertwig, 1874). (Hertwig, 1874).[33]

Outras teorias centraram-se nas caraterísticas moleculares do cemento semelhantes às do osso (Somerman et al., 1993; d'Errico et al., 1997) ou na importância funcional da fosfatase alcalina como uma enzima essencial para mediar a cementogénese (Beertsen e Everts, 1990; Beertsen e van den Bos, 1990; Groeneveld et al., 1992, 1994; Beertsen et al. 1999). Vários estudos de implantação e recombinação de tecidos (Hoffman, 1960; TenCate et al., 1971; Lumsden, 1988; Palmer e Lumsden, 1987) demonstraram que os tecidos periodontais, incluindo o cemento, estavam relacionados com os dentes e eram derivados da crista neural. Utilizando a sua extensa coleção de grandes secções de tecidos humanos, o biólogo oral de Viena, Bernhard Gottlieb observou uma ausência de tecidos epiteliais onde quer que se formasse novo cemento (Gottlieb, 1942). Uma experiência de reimplantação realizada por Heritier (1982), na qual se formou cemento na superfície do esmalte da coroa desnudada de ameloblastos, também forneceu apoio ao conceito de formação de cemento na ausência de células epiteliais (discutido em TenCate, 1996a e b). Uma descoberta semelhante, nomeadamente que a formação de cemento foi exclusivamente observada em áreas desprovidas de ameloblastos, foi relatada por Dubielzig (1986) com base em observações no desenvolvimento de dentes e tumores de equinos. Outras evidências da formação de cemento na ausência de ameloblastos foram apresentadas por descrições de casos de amelogénese imperfeita em que o cemento foi formado em áreas onde faltavam ameloblastos (Weinmann et al., 1945; Listgarten, 1967).[33]

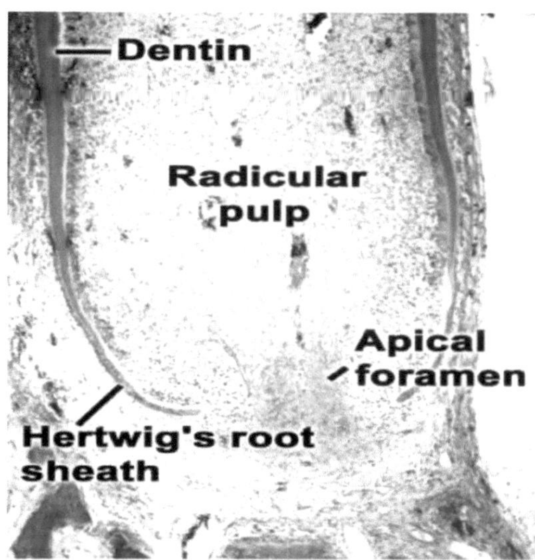

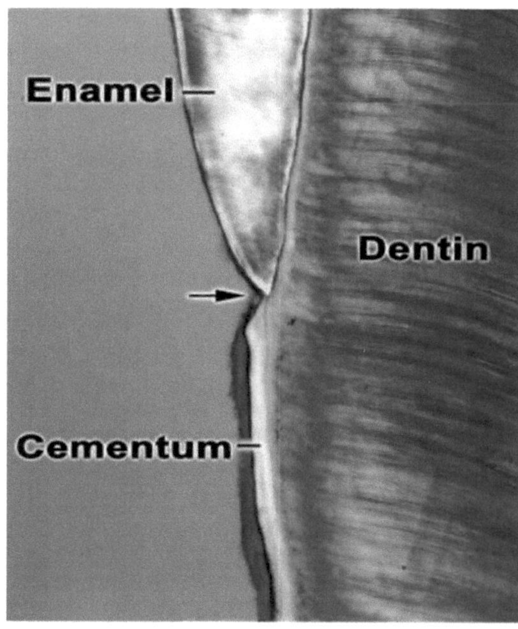

Capítulo 2

PROPRIEDADES FÍSICAS:

O cemento é um tecido que se encontra apenas nos dentes. Nos seres humanos, cobre a dentina radicular, raramente se estendendo para além do bordo cervical do esmalte dentário. É o mais macio dos tecidos duros dentários, sendo facilmente desgastado pela ação abrasiva dos alimentos e da escovagem dos dentes. O seu papel é fornecer ancoragem para as fibras do ligamento periodontal e, assim, através delas, fixar o dente ao seu alvéolo ósseo. De todos os tecidos dentários, é o que mais se assemelha ao osso, embora não tenha irrigação sanguínea própria e dependa do ligamento periodontal para a sua nutrição, e não tenha irrigação nervosa.[14]

Histologicamente, o cemento tem sido descrito como sendo de dois tipos: celular e acelular. O cemento acelular é formado em torno da dentina; cobre o terço apical da raiz, onde incorpora cementócitos que se encontram em lacunas ligadas por canalículos, de forma semelhante aos osteócitos no osso. Mais recentemente, o cemento foi reclassificado de acordo com a origem das fibras de colagénio que constituem a sua matriz em cemento de fibras intrínsecas, com fibras de colagénio depositadas pelos cementoblastos, e cemento de fibras extrínsecas, cujas fibras são derivadas do ligamento periodontal. O cemento acelular forma-se primeiro como cemento de fibras extrínsecas e as camadas posteriores podem ter fibras extrínsecas ou intrínsecas, enquanto o cemento celular mais antigo tem apenas fibras intrínsecas e as camadas posteriores têm fibras extrínsecas e intrínsecas.[14]

Há pouca informação sobre a composição do cemento, provavelmente porque ele forma uma camada na superfície da raiz com apenas 20-50µm de espessura no colo do dente e, no máximo, cerca de 200µm de espessura no ápice, e porque sua densidade é tão semelhante à da dentina que é difícil separá-los. Cerca de 70% do peso do cemento é material inorgânico e este ocupa pouco menos de metade (47%) do seu volume. O conteúdo orgânico do cemento é um pouco mais de 20% em peso, ou 30% em volume, sendo o cemento acelular mais próximo em composição da dentina e o cemento celular do osso. É constituído principalmente por fibras de colagénio de tipo 1.

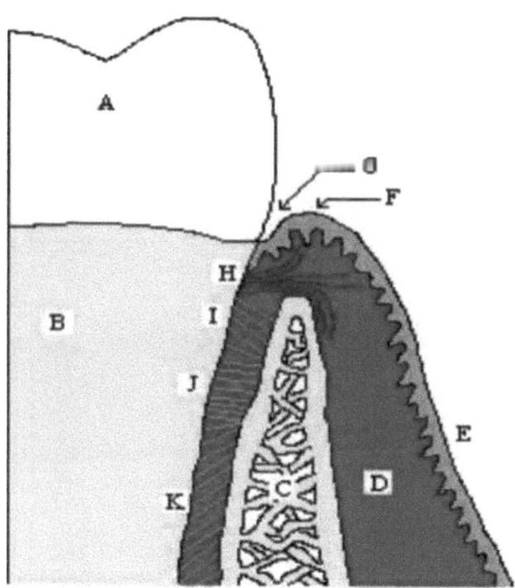

O cemento é a camada superficial da raiz do dente (B). Em vez de ser uma entidade passiva como a tinta numa parede, o cemento é uma entidade dinâmica dentro do <u>periodonto</u>. Está ligado ao <u>osso alveolar</u> (C) pelas fibras do <u>ligamento periodontal</u> e ao tecido mole da <u>gengiva</u> pelas <u>fibras gengivais</u> (H).

A apatita do cemento tem um tamanho de cristal semelhante ao da dentina e, tal como na dentina, existe uma proporção relativamente elevada de substituição de carbonato e magnésio. A acumulação dos oligoelementos estrôncio, chumbo, zinco, cobre e ferro é essencialmente semelhante à sua acumulação na dentina.

O tecido assemelha-se ao osso na sua resistência às forças de compressão e de tração. A permeabilidade do cemento aos corantes difere de acordo com o tipo e a idade do cemento. O cemento acelular é quase impermeável às moléculas corantes, enquanto que o cemento celular é facilmente permeável ao longo dos canais que ligam os cementócitos embebidos tanto da dentina como do ligamento periodontal em dentes jovens. À medida que o dente envelhece, o cemento torna-se progressivamente menos permeável do lado da dentina, embora permaneça permeável do lado do ligamento periodontal. A quantidade de cemento em direção ao ápice de uma raiz aumenta ao longo da vida. Normalmente, o cemento não sofre reabsorção em resposta à pressão da mesma forma que o osso, mas a aplicação de força excessiva durante o movimento ortodôntico pode fazer com que isso aconteça. Durante a reabsorção dos dentes decíduos, o cemento e a dentina são reabsorvidos por células semelhantes a osteoclastos (cementoblastos ou odontoclastos).[14]

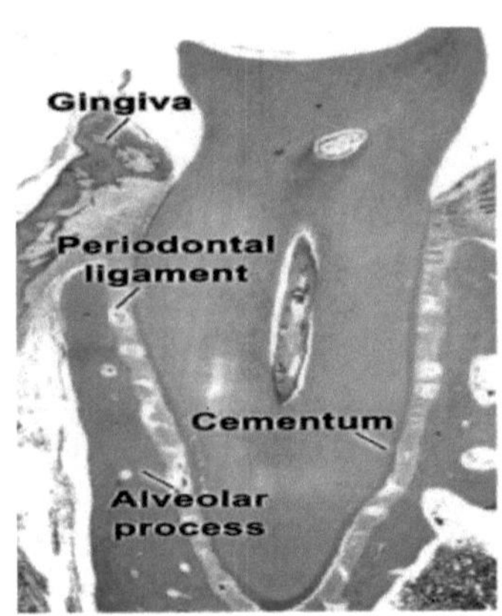

Capítulo 3

PROPRIEDADES QUÍMICAS:

Os componentes orgânicos do cemento consistem principalmente em fibras de colagénio de tipo I e a substância fundamental interfibrilar consiste em proteoglicanos (polissacáridos proteicos). O colagénio de tipo I é o colagénio predominante do cemento e constitui até 90% dos componentes orgânicos. Outros colagénios associados ao cemento incluem o colagénio tipo III, um colagénio menos reticulado que se encontra em elevada concentração durante o desenvolvimento e durante a reparação e regeneração de tecidos mineralizados, e o colagénio tipo XII, um colagénio associado à fibrina com hélices triplas interrompidas que se liga ao colagénio tipo I e também a proteínas não colagenosas. O colagénio de tipo XII encontra-se em concentrações elevadas nos tecidos ligamentares, incluindo o PDL, e pode funcionar na manutenção de um ligamento maduro que pode suportar as forças de oclusão. Quantidades vestigiais de outros colagénios, incluindo o tipo V e o tipo XIV, também se encontram em extractos de cemento maduro; no entanto, estes podem ser contaminantes da região da LDP, produzidos por fibroblastos da LDP associados a fibras de colagénio inseridas no cemento.[26]

O cimento contém, numa base de peso, 70% de material inorgânico, 20% de material orgânico e 10% de água. Em volume, o material inorgânico compreende aproximadamente 47% de material orgânico 30% e água 23%. O grau de mineralização varia em diferentes partes dos tecidos; algumas zonas celulares podem ser mais calcificadas do que a dentina.[5]

O principal componente inorgânico é a hidroxiapatite, embora outras formas de cálcio estejam presentes em níveis mais elevados do que no esmalte e na dentina. Os cristais de hidroxiapatite são finos e semelhantes aos do osso. Têm em média 55nm de largura e 8nm de espessura. O seu comprimento varia, mas os valores derivados de secções feitas com uma faca de diamante são subestimados devido à fragmentação dos cristais ao longo do seu comprimento. Tal como no esmalte, a concentração de oligoelementos tende a ser mais elevada na superfície externa. Isto é verdade, por exemplo, para os níveis de flúor, que também são mais elevados no cemento acelular do que no cemento celular.[5]

As proteínas não colagénicas identificadas no cemento também estão associadas ao osso e incluem as seguintes: fosfatase alcalina, sialoproteínas ósseas, fibronectina, osteonectina, osteocalcina, osteopontina, proteoglicanos, proteolípidos, vitronectina e vários factores de crescimento. As sialoproteínas ósseas e a osteocalcina parecem ser específicas dos tecidos mineralizados, com exceção do esmalte. Foram identificadas duas moléculas do cemento aparentemente únicas, uma molécula de adesão (proteína de ligação do cemento) e um fator de crescimento (factores de crescimento semelhantes à insulina), mas são necessários mais estudos para uniformizar a existência e a função destas moléculas.[26]

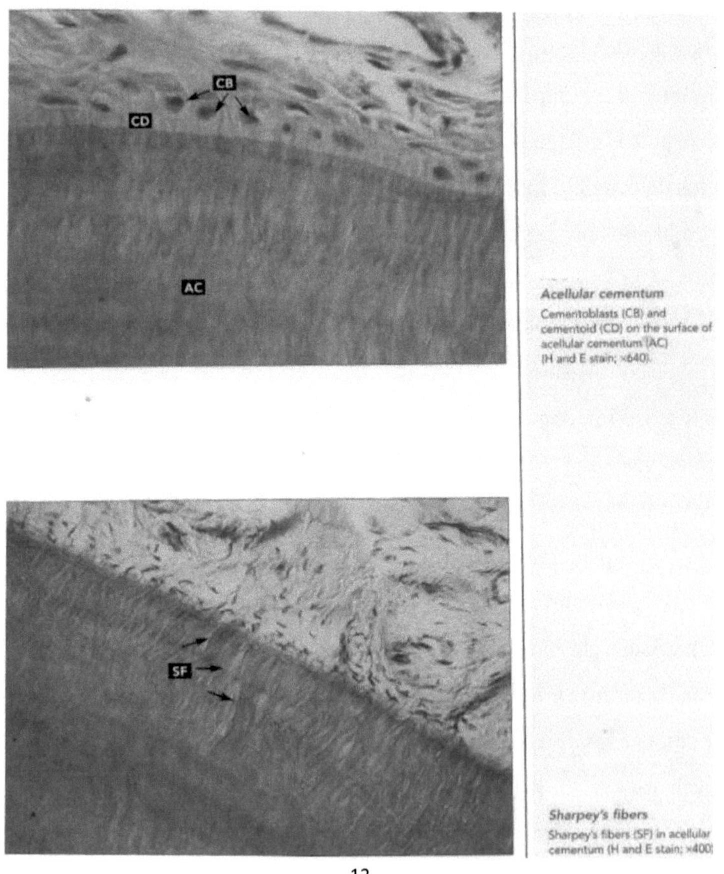

Acellular cementum
Cementoblasts (CB) and cementoid (CD) on the surface of acellular cementum (AC) (H and E stain; ×640).

Sharpey's fibers
Sharpey's fibers (SF) in acellular cementum (H and E stain; ×400)

Capítulo 4

CÉLULAS DO CEMENTO:

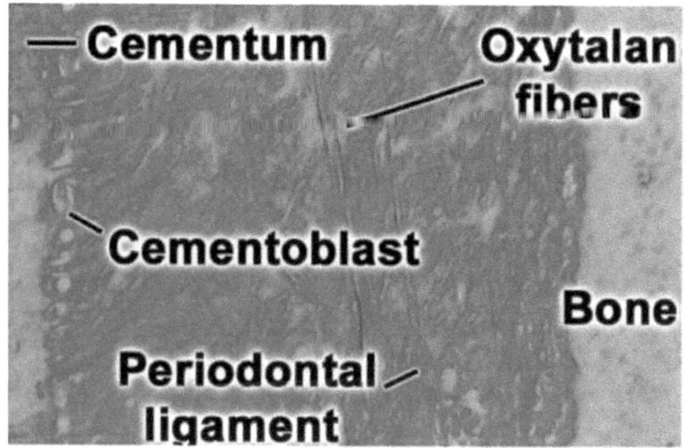

As células que estão envolvidas na formação do cemento são os cementoblastos e os cementócitos. Os cementoblastos sintetizam colagénio e polissacáridos proteicos que formam a matriz orgânica do cemento. Depois que a bainha epitelial da raiz de Hertwigs se rompe, os cementoblastos são formados pela diferenciação de células mesenquimais indiferenciadas adjacentes.

Os cementoblastos são responsáveis pela produção do cemento. Quando activos, são células redondas e volumosas com um citoplasma basófilo. Estas células têm um aparelho de Golgi bem formado, numerosas mitocôndrias e grandes quantidades de retículo endoplasmático granular. A matriz não calcificada do cemento é conhecida como cementóide. A mineralização do cemento começa após a formação de alguma matriz orgânica do cemento. A mineralização do cemento é um evento altamente ordenado pela deposição de iões de cálcio e fosfato sob a forma de hidroxiapatite. É um processo rítmico; novas camadas de cementóide são formadas após a calcificação da antiga.

É normalmente observada na superfície cementária. O tecido cementóide é revestido por cementoblastos. Várias fibras de tecido conjuntivo do ligamento periodontal passam entre os cementoblastos para o cemento. Estas fibras são incorporadas no cemento e fixam o dente ao osso circundante. A sua porção embebida é conhecida como fibras de Sharpey. Estas fibras são compostas por numerosas fibrilas de colagénio.

A deposição de cemento continua em fases ao longo da vida. Os cementoblastos em repouso têm um núcleo fechado e pouco citoplasma. Quando o cemento acelular é formado, o cementoblasto recua, deixando para trás a matriz cementária.

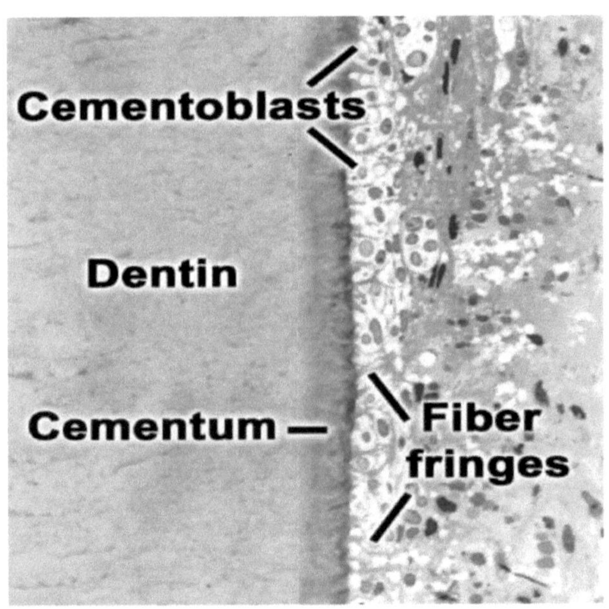

Durante a formação do cemento celular, os cementoblastos são incorporados à matriz cementária. Essas células são conhecidas como cementócitos. Os cementócitos têm uma quantidade esparsa de citoplasma e possuem numerosos processos celulares ou canalículos, que irradiam do seu corpo celular. Estes processos podem ramificar-se e anastomosar-se com processos semelhantes dos cementócitos adjacentes. Os cementócitos encontram-se em espaços conhecidos como lacunas.[7]

Os cementócitos recebem os seus nutrientes do ligamento periodontal através de um processo de difusão. À medida que a formação do cemento continua, os cementócitos existentes afastam-se progressivamente do ligamento periodontal. Os cementócitos presentes nas camadas mais profundas do cemento contêm poucos organelos no seu citoplasma. A uma profundidade de 60 microns ou mais, os cementócitos exibem sinais definitivos de degeneração como aglomeração citoplasmática e vesiculação devido a problemas nutricionais destas células. Assim, deixam lacunas vazias no cemento mais profundo

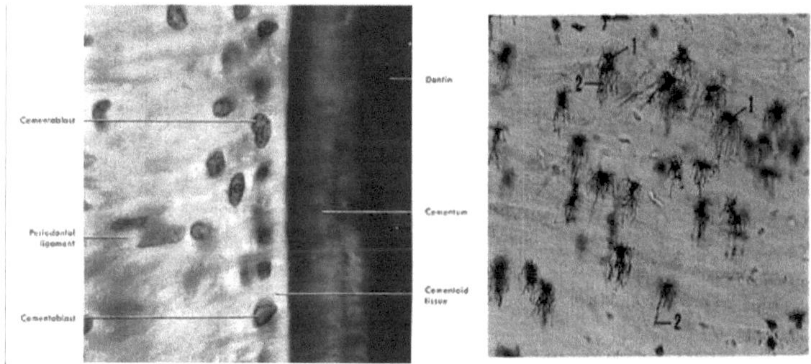

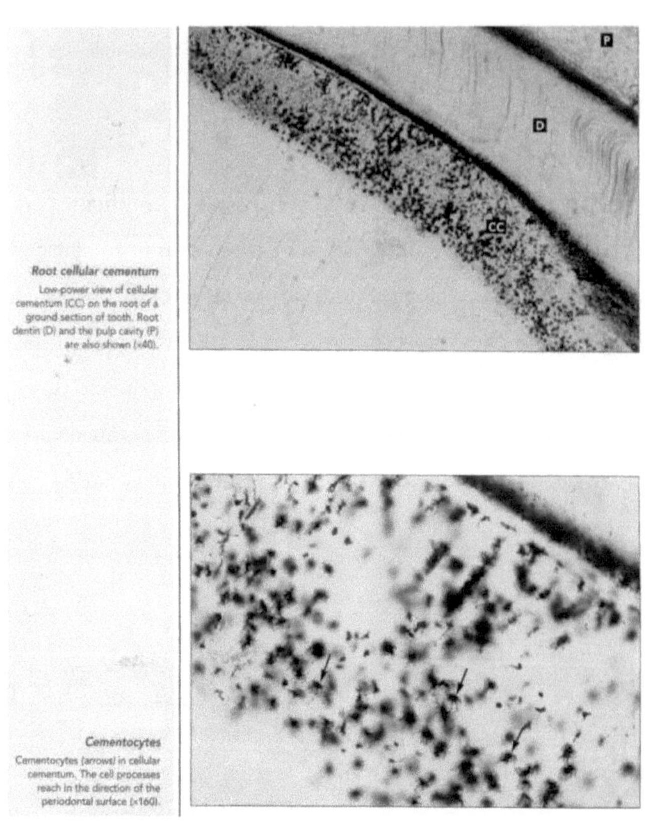

Root cellular cementum

Low-power view of cellular cementum (CC) on the root of a ground section of tooth. Root dentin (D) and the pulp cavity (P) are also shown (×40).

Cementocytes

Cementocytes (arrows) in cellular cementum. The cell processes reach in the direction of the periodontal surface (×160).

Capítulo 5

ESTRUTURA DO CEMENTO

Ao microscópio de luz, são visíveis dois tipos de cemento. Com base na presença ou ausência de células, são designados por

A] Cemento [primário] acelular

B] Cimento [secundário] celular

Não existe um padrão definido de distribuição destes dois tipos de cemento. Eles podem estar dispostos num padrão alternativo. Na apresentação clássica, o cemento acelular predomina na metade coronal da raiz e o cemento acelular está presente na metade apical da raiz. Ocasionalmente, o cemento acelular pode ser encontrado na superfície do cemento celular, que frequentemente se forma na superfície do cemento acelular. Pode também estar presente em toda a espessura do cemento apical.

O cemento acelular é o primeiro cemento formado e, por isso, é referido como cemento primário. Cobre aproximadamente o terço cervical ou metade da raiz. Não contém células. Este cemento é formado antes de o dente atingir o plano oclusal e a sua espessura varia entre 30-230 microns. É mais fino na junção cemento-esmalte e mais espesso em direção ao ápice da raiz. Através do seu crescimento contínuo, contribui para o comprimento da raiz. Tem uma estrutura lamelar como o osso e apresenta linhas de repouso de períodos de inatividade. Estas linhas de repouso ou linhas incrementais são mais calcificadas do que o cemento interlamelar. As linhas de repouso ou incrementais estão presentes tanto no cemento acelular como no celular entre as camadas. As fibras de Sharpey constituem a maior parte da estrutura do cemento acelular. São observadas por electrões de varrimento

microscópio que as superfícies cementárias em repouso apresentam saliências baixas e arredondadas, que correspondem aos centros das fibras de Sharpey. As superfícies de cemento com sítios de mineralização ativa têm muitas pequenas aberturas, que são os locais onde as fibras de Sharpey individuais entram no dente.[7]

As fibras de Sharpey constituem a maior parte da estrutura do cemento acelular. Assim, têm o papel principal de suportar o dente dentro da mandíbula. As fibras de Sharpey estão inseridas perpendicularmente à superfície da raiz e penetram profundamente no cemento. Elas correm em ângulo reto em relação às fibras de colagénio do cemento. O número, o tamanho e a distribuição das fibras de Sharpey aumentam com a função dos dentes. As fibras que derivam das fibras de sharpey são chamadas de fibras extrínsecas. As fibras de colagénio derivadas dos cementoblastos são chamadas fibras intrínsecas. As fibras intrínsecas estão dispostas paralelamente à superfície da raiz. As fibras de colagénio presentes no cemento são tanto fibras extrínsecas como fibras intrínsecas. A estrutura calcificada do cemento acelular é constituída por fibras de colagénio e substância pulverulenta. As fibras de Sharpey também estão completamente calcificadas no cemento celular. Os cristais de minerais inorgânicos estão orientados paralelamente às fibrilas de colagénio do cemento. Uma zona de 10-50 microns de largura de fibras de Sharpey perto da junção cementodentinária está parcialmente calcificada. De acordo com as evidências obtidas por microscopia eletrónica de varrimento, as porções periféricas das fibras de Sharpey estão mais calcificadas do que a porção interior das fibras de Sharpey.

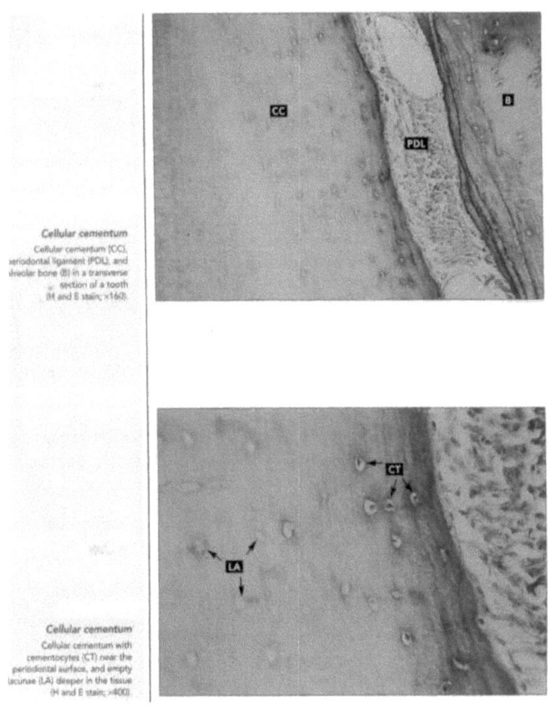

Cellular cementum
Cellular cementum (CC), periodontal ligament (PDL), and alveolar bone (B) in a transverse section of a tooth (H and E stain; ×160).

Cellular cementum
Cellular cementum with cementocytes (CT) near the periodontal surface, and empty lacunae (LA) deeper in the tissue (H and E stain; ×400).

O cemento celular é formado depois que o dente atinge o plano oclusal. É mais irregular e contém células dentro da sua matriz chamadas cementócitos. Os cementócitos estão presentes em espaços individuais chamados lacunas e os seus processos encontram-se nos canalículos. Os canalículos estão direcionados para o ligamento periodontal. O cemento acelular está mais presente na metade coronal da raiz e o cemento celular _____________________ está mais presente na metade apical da raiz. Camadas de O cimento acelular e o cimento celular são normalmente colocados num padrão alternado.

O cemento celular é menos calcificado do que o cemento acelular. As fibras de Sharpey constituem uma porção mais pequena do cemento celular e estão separadas por fibras de colagénio. As fibras de colagénio estão dispostas paralelamente à superfície da raiz. O cemento celular forma-se a um ritmo mais rápido do que o cemento acelular. O terço apical da raiz é geralmente coberto por cemento celular. A

19

formação do cemento continua ao longo da vida. Normalmente, é o cemento celular que contribui continuamente para o comprimento da raiz. O ligamento periodontal altera-se ou muda de acordo com as necessidades funcionais do dente. Tanto o cemento acelular como o celular estão dispostos em lamelas. Estas lamelas são separadas por linhas incrementais, que são paralelas ao longo eixo da raiz. Essas linhas incrementais representam períodos de repouso durante a formação do cemento. Isso indica a formação periódica do cemento. Essas linhas são mais mineralizadas do que o cemento adjacente. Estas linhas incrementais têm menos colagénio e mais substância triturada do que outras porções de cemento.[7]

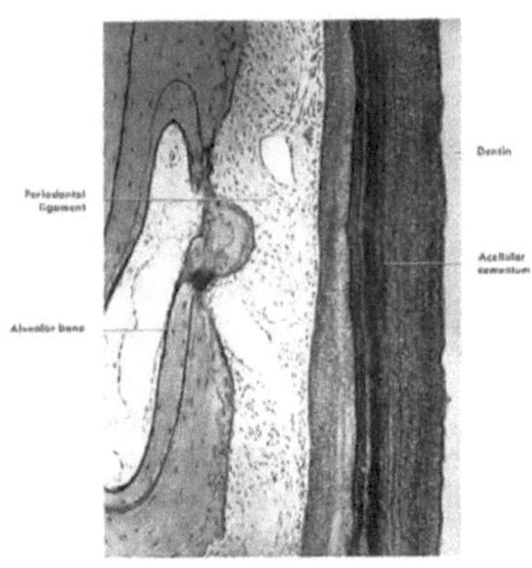

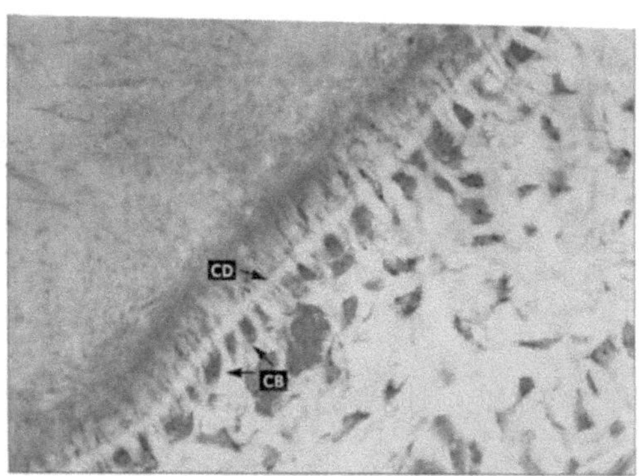

Cementoid

Cementoid (CD) produced by cementoblasts (CB) on the periodontal surface of acellular cementum on a tooth root (H and Lee stain; ×640).

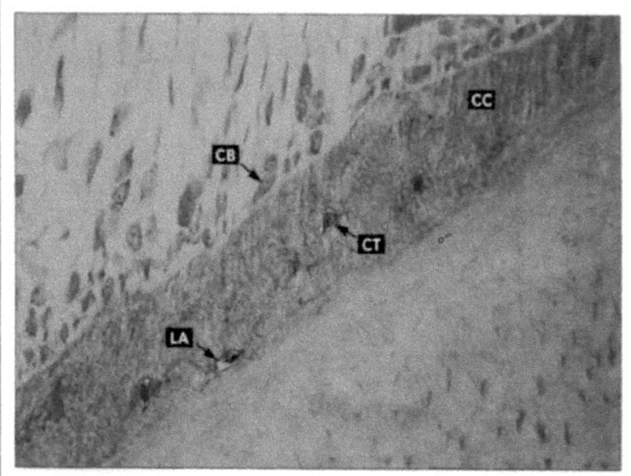

Cellular cementum

Cellular cementum (CC). Cementoblasts (CB) cover the periodontal surface. Cementocytes (CT) occupy lacunae (LA) in the deeper layers (H and Lee stain; ×640).

Capítulo 6

CLASSIFICAÇÃO DO CEMENTO

Os vários tipos de cemento encontrados podem ser classificados de 3 formas diferentes.

1> A presença ou ausência de células.

2> A natureza e a origem da matriz orgânica

3> Uma combinação de ambos.

CLASSIFICAÇÃO COM BASE NA PRESENÇA OU AUSÊNCIA DE CÉLULAS:-

Cemento celular e acelular:

O cemento celular, como o seu nome indica, contém células (cementócitos), o cemento acelular não. Na disposição mais comum, o cemento acelular cobre a raiz adjacente à dentina, enquanto o cemento celular é encontrado principalmente na área apical e sobrepondo-se ao cemento acelular. Desvios desta disposição são comuns e, por vezes, várias camadas de cada variante alternam-se. Sendo formado primeiro, o cemento acelular é por vezes denominado cemento primário e a variedade celular formada subsequentemente, cemento secundário. O cemento celular é especialmente comum em áreas inter-radiculares.

O cemento acelular parece relativamente sem estrutura. Na região externa da dentina radicular, a camada granular de Tomes pode ser vista e, fora dela, a camada hialina de Hopewell-Smith. Uma linha escura pode ser discernida entre as camadas hialinas e o cemento acelular; isto pode estar relacionado com o cemento afibrilar que está presente de forma irregular nesta posição. A disposição habitual na região apical da raiz é de uma camada de cemento celular sobreposta ao cemento acelular. Pensa-se que muitas das diferenças estruturais entre o cemento celular e o acelular estão relacionadas com a taxa mais rápida de formação de matriz para o cemento celular. De facto, a principal diferença é que, à medida que o cemento celular se desenvolve, as células formadoras (os cementoblastos) ficam incorporadas nos tecidos como cementócitos. As diferentes taxas de formação do cemento também se reflectem na presença de uma camada de pré-cemento e nas linhas incrementais mais espaçadas no cemento celular.

Embora a relação habitual entre o cemento celular e o acelular seja o facto de a variedade celular se sobrepor ao acelular, pode ocorrer o inverso. Além disso, também é comum que as duas variantes de cemento se alternem, provavelmente representando variações na taxa de deposição.

Os espaços que os cementócitos ocupam no cemento celular são chamados de lacunas, e os canais ao longo dos quais seus processos se estendem são os canalículos. Os canalículos adjacentes são frequentemente conectados e os processos dentro deles exibem junções de lacunas. Em secções trituradas, o conteúdo celular é perdido; o ar e os detritos preenchem os espaços vazios para dar a aparência escura. Em camadas espessas de cemento celular, é altamente provável que muitas das lacunas não contenham células vitais. Em comparação com os osteócitos do osso, os cementócitos estão mais dispersos e dispostos de forma mais aleatória. Para além disso, os seus canalículos estão preferencialmente orientados para o ligamento periodontal, a sua principal fonte de nutrição. Ao contrário do osso, os cementócitos não estão dispostos circunferencialmente à volta dos vasos sanguíneos sob a forma de osteões (sistema de Haversion). Na secção descalcificada, o conteúdo celular das lacunas é mantido, embora em condições de encolhimento.

O cimento é depositado num ritmo irregular, resultando em linhas incrementais desigualmente espaçadas. Ao contrário do esmalte e da dentina, a periodicidade exacta entre as linhas incrementais é desconhecida, embora tenha havido tentativas infrutíferas de a relacionar com um ciclo anual. No cemento acelular, as linhas incrementais tendem a ser próximas umas das outras, finas e uniformes. No cemento celular de formação mais rápida, as linhas são mais afastadas, mais espessas e mais irregulares. O aparecimento de linhas incrementais no cemento deve-se principalmente a diferenças no grau de mineralização, mas estas devem também refletir diferenças na composição da matriz subjacente, uma vez que as linhas são facilmente visíveis em secções descalcificadas.[5]

	Acellular cementum	Cellular cementum
1>	No cells	Lacunae and canaliculi containing cementocytes and their processes.
2>	Border with dentine not clearly demarcated	Border with dentin are clearly demarcated
3>	Rate of development relatively slow	Relatively fast
4>	Incremental line relatively close together	Relatively wide apart
5>	Precementum layer virtual absent.	Present precementum layer.
6>	Present in cervical areas	Restricted to more apical segment of root
7>	No. of lamellae less	No. of lamellae more

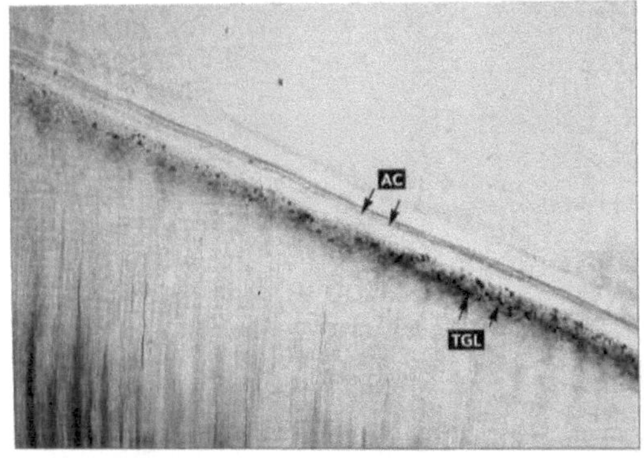

Acellular cementum
Acellular cementum (AC) on the surface of the root of a ground section of tooth. Tomes' granular layer (TGL) is prominent (×160).

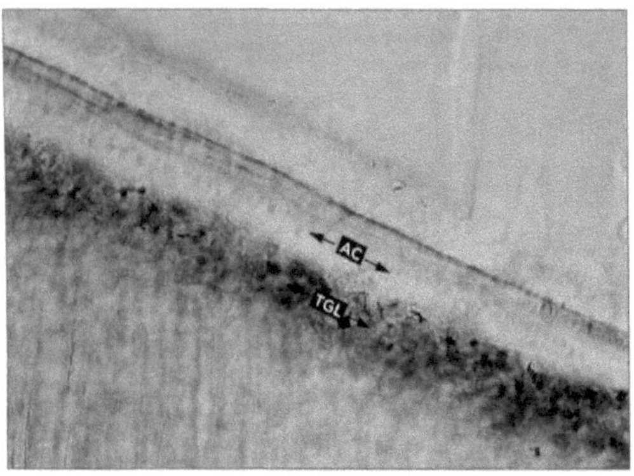

Acellular cementum
Higher magnification of acellular cementum (AC) and Tomes' granular layer (TGL) on a ground section of tooth (×400).

CLASSIFICAÇÃO COM BASE NA NATUREZA E ORIGEM DA A MATRIZ ORGÂNICA:-

O Cementum obtém a sua matriz orgânica a partir de 2 fontes:

1> A partir da inserção das fibras de Sharpey do ligamento periodontal.

2> Dos cementoblastos.

Quando derivadas do ligamento periodontal, as fibras são referidas como **fibras extrínsecas**. Estas fibras de Sharpey continuam no cemento na mesma direção que as fibras principais dos ligamentos (ou seja, perpendicular ou oblíqua à superfície da raiz).

Quando derivadas dos cementoblastos, as fibras são referidas como **fibras intrínsecas**. Estas correm paralelamente à superfície da raiz e aproximadamente em ângulo reto com as fibras extrínsecas.

Quando estão presentes fibras extrínsecas e intrínsecas, os tecidos podem ser designados como **cemento de fibras mistas**.

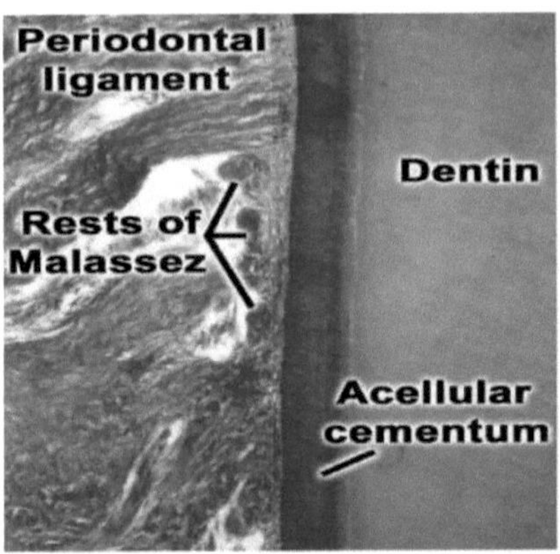

CLASSIFICAÇÃO BASEADA NA PRESENÇA OU AUSÊNCIA DE CÉLULAS E NA NATUREZA E ORIGEM DA MATRIZ ORGÂNICA

Esta classificação, que é a mais utilizada, contém vários tipos de cemento.

1) Cimento de fibras extrínsecas acelulares (AEFC)

2) Cimento de fibra intrínseca celular (CIFC)

3) Cemento estratificado misto (MSC)

4) Cimento afibrilar acelular (AAC)

Cimento de fibra extrínseca acelular:-

Para este tipo de cemento, todo o colagénio é derivado como fibras de Sharpey do ligamento periodontal (a própria substância fundamental pode ser produzida por cementoblastos). Este tipo de cemento corresponde ao cemento acelular primário e, por conseguinte, cobre os 2/3 cervicais da raiz. A sua formação é lenta e a superfície da raiz é lisa. As fibras são geralmente bem mineralizadas; as fibras extrínsecas podem ter núcleos não mineralizados. Este pode perder-se durante a preparação de uma secção de terra e ser substituído por ar ou detritos. Isto resulta na reflexão interna total da luz transmitida, dando a aparência de finas linhas pretas.[5]

Fibras Intrínsecas Celulares Cemento:-

Este tipo de cemento é composto apenas por fibras intrínsecas que correm paralelamente à superfície da raiz. Esta ausência de fibras de Sharpey significa que o cemento de fibras intrínsecas não tem papel na fixação do dente. Pode ser formado em placas na região apical. Pode ser uma fase temporária, com as fibras extrínsecas ganhando posteriormente uma reinserção, ou pode representar uma região permanente sem fibras de fixação. Geralmente corresponde ao cemento celular secundário e é encontrado no terço apical da raiz e nas áreas inter-radiculares. Embora o cemento de fibras intrínsecas seja geralmente celular devido à rápida velocidade de formação, por vezes o cemento de fibras intrínsecas forma-se mais lentamente e as células não são incorporadas. Em direção ao ápice da raiz e nas áreas de furca dos dentes multirradiculares, o cemento de fibras extrínsecas acelular e o cemento de fibras intrínsecas celular podem estar normalmente presentes em camadas alternadas, conhecidas como cemento estratificado misto celular.[5]

Cimento estratificado misto:-

Para esta terceira variedade de cemento, as fibras de colagénio da matriz orgânica são derivadas tanto de fibras extrínsecas (do ligamento periodontal) como de fibras intrínsecas (dos cementoblastos). As fibras extrínsecas e intrínsecas podem ser facilmente distinguidas. Em primeiro lugar, as fibras intrínsecas correm entre as fibras extrínsecas com uma orientação diferente. De facto, quanto menor for o número de fibras intrínsecas no cemento fibroso misto, mais próximos estarão os feixes de fibras extrínsecas. Em segundo lugar, os feixes de fibras são de tamanhos diferentes, as fibras extrusivas são feixes ovóides ou redondos com cerca de 5-7 µm de diâmetro, as fibras intrínsecas têm 1-2 µm de diâmetro.

Se a taxa de formação for lenta, o cemento pode ser denominado cemento acelular de fibras mistas e é geralmente bem mineralizado. Se a taxa de formação for rápida, o cemento pode ser chamado de cemento celular de fibras mistas e as fibras são menos bem mineralizadas (especialmente seus núcleos). O cemento acelular contém principalmente fibras extrínsecas dispostas perpendicularmente à superfície da raiz. O cemento celular sobrejacente contém principalmente fibras intrínsecas paralelas à superfície da raiz. Assim, existe uma diferença de cor entre as duas camadas.

Cimento afibrilar:-

Os tipos de cemento de fibras extrínseco, intrínseco e misto contêm todos fibras de colagénio. No entanto, existe um outro tipo de cemento que não contém fibras de colagénio. Este cemento afibrilar está distribuído de forma esparsa e consiste numa substância fundamental bem mineralizada que pode ser de origem epitelial. O cemento afibrilar é uma camada fina e acelular (difícil de identificar ao microscópio ótico) que cobre o esmalte cervical ou se interpõe entre o cemento fibrilar e a dentina. Pensa-se que o cemento afibrilar se forma neste local após a perda do epitélio reduzido do esmalte.[5]

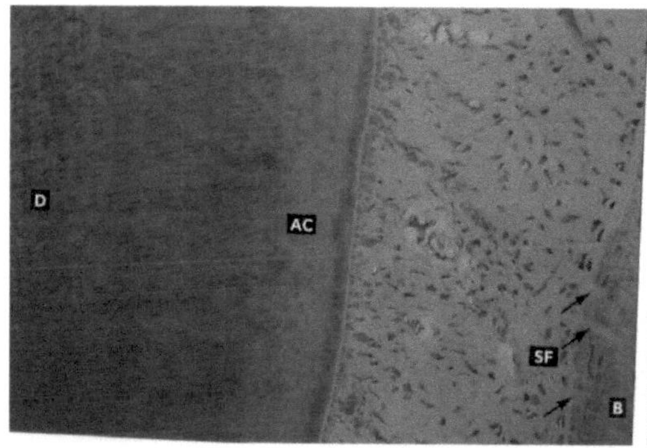

Tooth root cementum

Thin transverse section of the root of a tooth. Acellular cementum (AC) on the surface of root dentin (D) forms the attachment for one side of the periodontal ligament. Sharpey's fibers (SF) from the periodontal ligament can be seen in alveolar bone (B).

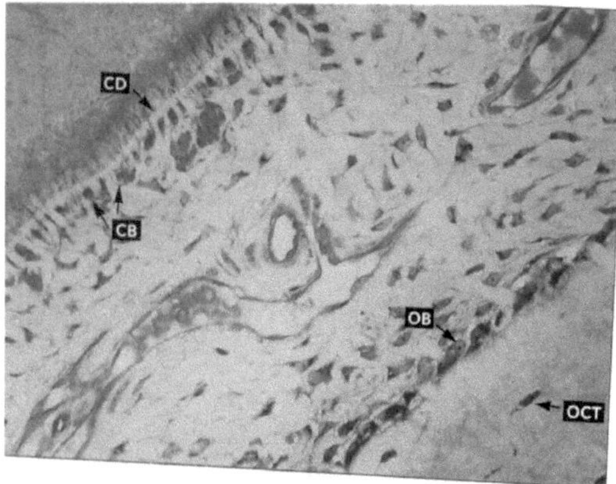

Tooth root cementum

Higher magnification of Fig 5-8. Cementoblasts (CB) and cementoid (CD) are visible on the tooth surface. Osteoblasts (OB) cover the surface of alveolar bone. Osteocytes (OCT) are visible in alveolar bone (H and Lee stain; x400).

Capítulo 7

JUNÇÃO CEMENTO-DENTINÁRIA

A natureza da junção cemento-dentinária é de particular importância, sendo de interesse biológico porque forma uma interface (um "encaixe") entre dois tecidos mineralizados muito diferentes que se estão a desenvolver contemporaneamente. É também de importância clínica devido aos processos envolvidos na manutenção da função dentária enquanto se repara uma superfície radicular doente.

É frequentemente referido que existe uma "camada intermédia" entre o cemento e a dentina e que esta camada está envolvida na ancoragem das fibras periodontais à dentina. Foram dados vários nomes à "camada intermédia" (incluindo "camada de cemento mais interna, camada superficial de dentina radicular e cemento intermédio").

Diz-se que a camada intermédia é caracterizada por espaços amplos e irregulares ramificados e é mais comummente encontrada na região apical dos dentes da bochecha. Os espaços podem se interconectar com os túbulos dentinários. A natureza e a origem dos espaços são controversas; eles podem estar relacionados ao aprisionamento de células epiteliais (restos celulares contendo caraterísticas de filamentos de células epiteliais foram descritos na região). Alternativamente, podem ser terminais alargados de túbulos dentinários.

Parece haver diferenças marcantes entre as espécies no que diz respeito às camadas intermédias. Nos molares de rato, existe uma camada intermédia distinta que é rica em glicoproteínas, sialoproteína e osteopontina (ambas as glicoproteínas estão normalmente relacionadas com o osso), embora o papel das glicoproteínas permaneça pouco claro. A origem desta camada no molar de rato também não é clara, alguns acreditam que é derivada da bainha epitelial da raiz que reveste o

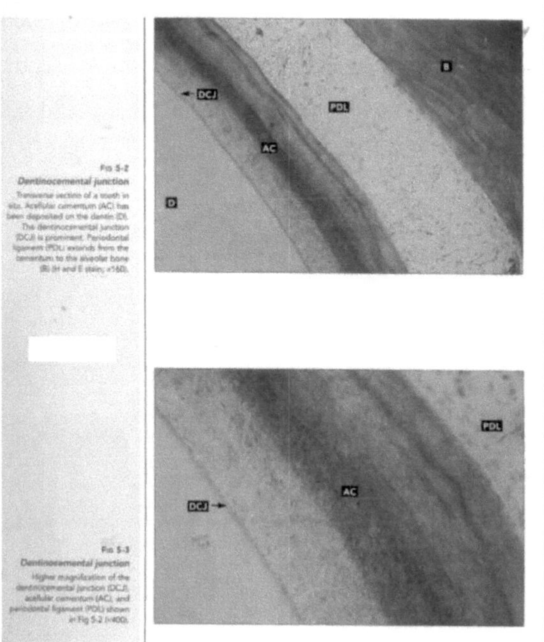

enquanto outros afirmam que é derivado de cementoblastos. De facto, existem relatos que sugerem que, em humanos, a região entre o cemento e a dentina radicular contém proteínas da matriz do esmalte e é um produto da bainha epitelial da raiz. No entanto, tem sido afirmado que, para muitos dentes humanos, o colagénio dentro da camada AEFC se mistura com a matriz da dentina, não há sialoproteína e osteopontina e não há nenhuma zona óbvia entre a dentina e o cemento.

Quando existe uma camada intermédia, foi sugerido que esta funciona como uma barreira de permeabilidade, que pode ser um precursor da cementogénese na cicatrização de feridas. Esta função potencial permanece especulativa. Se, no entanto, existem dúvidas sobre a presença de uma zona intermédia nos dentes humanos, então ou os dentes humanos não necessitam dessa função (o que é altamente improvável) ou estão a ser feitas demasiadas conjecturas com muito poucas provas experimentais.

O significado clínico da interface entre o cemento e a dentina está relacionado com a regeneração do periodonto após a cirurgia periodontal. Embora uma camada de cemento possa regenerar-se, o exame histológico subsequente pode mostrar um "espaço" entre o cemento regenerado e a dentina superficial, indicando talvez a ausência de uma união verdadeira.[5]

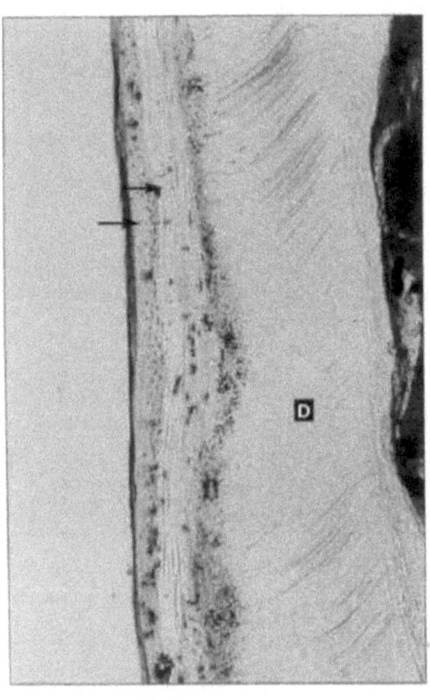

Fig 5-16

Root cementum

Alternating layers of cellular and acellular cementum (arrows) on the dentin (D) of the root of a ground section of too

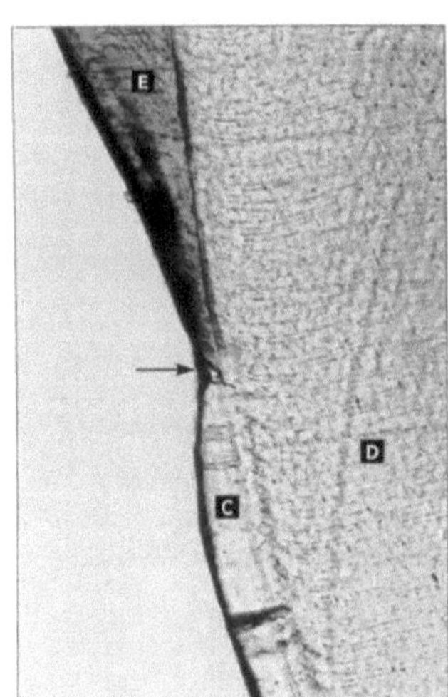

Fig 5-17a

Cementoenamel junction

Cementum (C) and enamel (E) meet with no overlap or shortfall

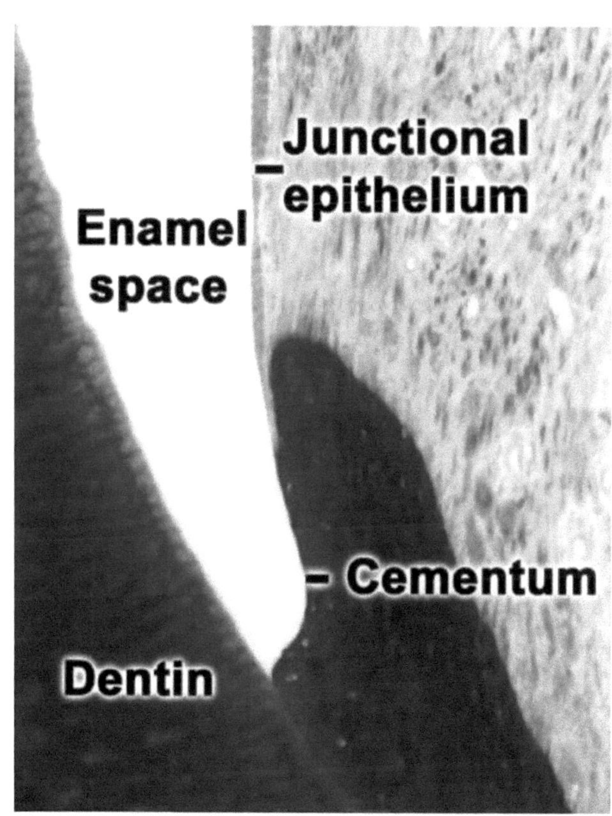

Enamel
space
Junctional
epithelium
Cementum
Dentin

Capítulo 8

JUNÇÃO CEMENTO-ESMALTE

Em qualquer secção de um dente, podem ser observadas três disposições da junção entre o cemento e o esmalte na junção cemento-esmalte.

<u>Padrão 1</u>: onde o cemento se sobrepõe ao esmalte por uma curta distância, é a disposição predominante em 60% das secções dentárias.

<u>Padrão 2</u>: onde o cemento e o esmalte se encontram numa junta de topo, ocorre em 30% das secções.

<u>Padrão 3</u>: onde o cemento e o esmalte não se encontram e a dentina entre eles está exposta, ocorre em 10% da secção.

Embora um destes padrões possa predominar num dente individual, os três padrões podem estar presentes.[5]

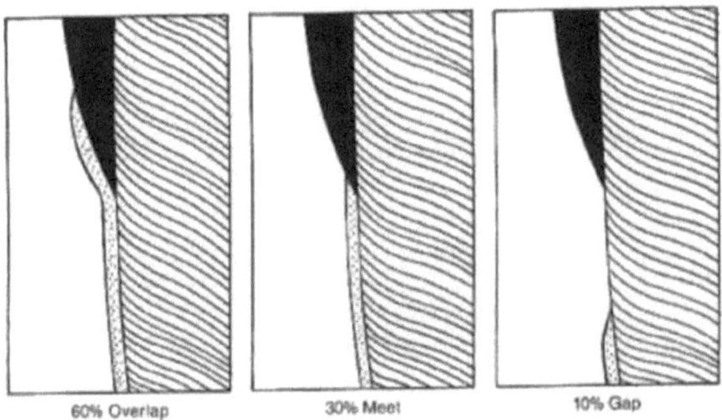

As relações apresentadas não são exclusivas para um dente; pelo contrário, mais de uma relação pode ocorrer em diferentes locais ao redor do colo de um determinado dente. Na maioria dos casos, o cemento sobrepõe-se ao esmalte cervical. Esta sobreposição é ocasionada pela degeneração local do epitélio reduzido do esmalte, com o resultado de que os elementos do tecido conjuntivo do folículo dentário entram e exercem atividade cementogénica. O exame dos tecidos a nível ultra-estrutural revela que as células do tecido conjuntivo que migram para se oporem aos depósitos de esmalte se depositam sobre um retículo denso de electrões, o cemento afibrilar. Os componentes fibrilares desta matriz não apresentam a periodicidade caraterística do colagénio. Se o cemento afibrilar persistir, os cementoblastos diferenciados no local produzem uma matriz de fibrilas de colagénio caraterística e o tecido afibrilar forma uma base de tecido. O cemento afibrilar é também conhecido como cemento coronal porque pode ser produzido em fissuras oclusais e noutros locais da coroa onde ocorreram quebras no epitélio do esmalte.[27]

FIG 5-17b
Cementoenamel junction
Cementum (C) and enamel (E)
meet; cementum overlaps the
enamel slightly (x64).

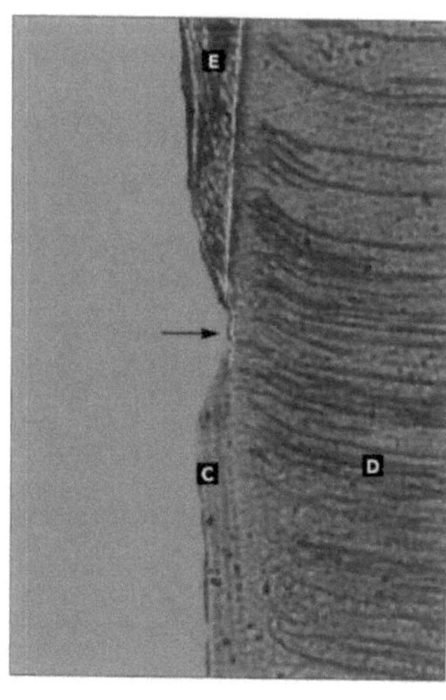

FIG 5-17c
Cementoenamel junction
Cementoenamel junction;
shortfall of cementum (C) relative
to enamel (E) (x64).

Capítulo 9

CEMENTOGENESE

A cementogénese é o processo pelo qual o cemento é formado. Será considerada em termos da formação do cemento primário (acelular) e depois do cemento secundário (celular). Podem existir diferenças entre as células que formam cada tipo de cemento.

Quanto à coroa do dente, os tecidos duros que compõem a raiz (cemento e dentina) desenvolvem-se sob o controlo da interação epitelial mesenquimal.

No entanto, ao contrário da coroa, o componente epitelial envolvido na formação da raiz mantém uma morfologia mais simples, perde rapidamente a sua continuidade com as células adjacentes e não é evidente como uma camada conspícua durante a formação do cemento.

CEMENTO PRIMÁRIO (ACELULAR)

Uma vez a coroa completamente formada, o epitélio do esmalte interno e externo prolifera para baixo como uma folha de dupla camada (de Hertwig) para mapear a forma da(s) raiz(es).

O processo de cementogénese tem lugar na margem cervical e estende-se apicalmente à medida que a raiz cresce para baixo.

As células da bainha epitelial da raiz, ao contrário das do órgão do esmalte durante a formação do esmalte, não aumentam de tamanho durante esta fase indutiva.

A bainha epitelial da raiz é separada por uma lâmina basal dos tecidos conjuntivos adjacentes do folículo pericoronário e da papila dentária. A bainha epitelial da raiz induz as células adjacentes da papila dentária a diferenciarem-se em odontoblastos. À medida que estes odontoblastos recuam inicialmente para o interior, sintetizam e segregam a matriz orgânica colagénica do primeiro predentino radicular formado.

A bainha epitelial da raiz está em contacto com a camada pré-dentinária apenas por uma curta distância antes de se perder a continuidade da camada epitelial. Isso permite que as células semelhantes a fibroblastos do folículo dentário adjacente fiquem próximas à superfície da camada hialina ainda não mineralizada. Estas células, que representam os cementoblastos associados à formação do cemento primário, parecem então segregar fibrilas de colagénio.

Na sua superfície profunda, estas misturam-se com as da camada hialina, permitindo que as duas camadas formem uma união forte, enquanto na sua superfície superficial formam uma franja fibrosa que se estende perpendicularmente no espaço periodontal durante 10-20 µm.

As células semelhantes a fibroblastos do folículo dentário não formam uma camada conspícua na superfície radicular em formação, mas podem recuar e misturar-se com fibroblastos adjacentes do ligamento periodontal.

No início da cementogénese, as células epiteliais da bainha radicular segregam proteína(s) relacionada(s) com o esmalte na matriz colagénica não mineralizada no limite cemento-dentina. A natureza da proteína ainda não foi totalmente determinada e pode variar de acordo com a espécie, mas pode consistir em amelogenina. Esta função de secretaria reflecte-se na presença de organelos intracelulares, como um complexo de Golgi, na camada interna da bainha epitelial da raiz.

A função destas proteínas do esmalte não é clara, mas pode estar relacionada com interações epiteliais e mesenquimatosas que envolvem a indução de odontoblastos, cemetoblastos e o processo de mineralização do cemento. Na camada hialina, a proteína do esmalte é perdida, embora possam ser retidos restos na camada granular da dentina radicular.

Durante a fase seguinte de desenvolvimento do cemento acelular, a frente de mineralização retardada na camada hialina espalha-se gradualmente para fora (centripetamente) até que a camada esteja totalmente mineralizada. Os primeiros micrómetros da franja fibrosa segregada pelas células semelhantes a fibroblastos do folículo dentário projectam-se para o espaço periodontal. Desta forma, os primeiros micrómetros de cemento primário ficam firmemente ligados à dentina radicular. Nesta fase, as fibras do ligamento periodontal estão orientadas de forma mais paralela à superfície da raiz e ainda não se fixaram à franja fibrosa.

O desenvolvimento subsequente do cemento acelular envolve o seu aumento lento em espessura, o estabelecimento de continuidade entre as fibras de colagénio da PDL e as da franja fibrosa na superfície da dentina radicular e a mineralização lenta e contínua do colagénio.

Somente com o estabelecimento da continuidade com as fibras do ligamento periodontal é que o dente pode ser suportado dentro do alvéolo pelo cemento acelular primário.

Nos dentes permanentes, esta fixação pode não ocorrer até depois da formação do dente e o cemento acelular que reveste a raiz antes do tempo pode ser classificado como cemento acelular de fibras intrínsecas.

Quando as fibras do ligamento periodontal se ligam à superfície da camada de cemento, o cemento pode ser classificado como cemento de fibra extrínseca acelular. Aumenta lenta e uniformemente em espessura ao longo da vida, a uma taxa de cerca de 2-2,5 μm por ano, embora os cementoblastos possam não formar uma camada distinta e reconhecível de células que se possa distinguir das células adjacentes do PDL, algumas células situadas entre os feixes de fibras do PDL orientados perpendicularmente podem tornar-se mais cuboidais.

A mineralização da matriz do cemento não parece ser controlada pelas células. De facto, não foram observadas vesículas da matriz e é provável que a presença de cristais de hidroxiapatite na dentina adjacente inicie a mineralização do cemento. Os fibroblastos do ligamento periodontal adjacente, que são ricos em fosfatase alcalina, também podem desempenhar um papel na mineralização. A mineralização prossegue muito lentamente de forma linear e não se observam caliosferas no cemento. Devido ao progresso lento da mineralização, normalmente não há evidência de uma camada pré-cementária associada ao cemento acelular, análoga à da pré-dentina ou do osteoide.

A cementogénese ocorre de forma rítmica, com períodos de atividade alternados com períodos de quiescência. Podem ser visíveis linhas estruturais no interior do tecido, indicando a natureza incremental da sua formação. Os períodos de diminuição da atividade estão associados a estas linhas incrementais, que se crê terem um teor mais elevado de substância triturada e mineral e um teor mais baixo de colagénio do que o cemento adjacente. A periodicidade não é conhecida, mas representa claramente um período de tempo considerável. Como o cemento acelular é formado lentamente, as linhas incrementais estão mais próximas umas das outras do que as linhas correspondentes observadas no cemento celular, que é depositado mais rapidamente.

CEMENTO AFIBRILAR ACELULAR

O cemento acelular afibrilar pode ser depositado como uma fina camada sobre o esmalte na margem cervical do dente. Presumivelmente, a proteção do epitélio reduzido do esmalte sobreposto a este esmalte num dente não irrompido é danificada ou perdida. As células do tecido conjuntivo adjacente do folículo dentário entram então em contacto com a superfície do esmalte e são induzidas a formar cementoblastos. Estas células segregam então uma matriz afibrilar que se calcifica. Este processo também foi demonstrado experimentalmente em animais quando o epitélio reduzido do esmalte foi removido cirurgicamente. O efeito também pode ser induzido apenas pela matriz de esmalte.

CEMENTO SECUNDÁRIO [CELULAR

Após a formação do cemento primário na porção cervical da raiz, o dente erupciona.

Também se forma na zona de furca dos dentes da bochecha. Este tipo de cemento está associado a um aumento da taxa de formação do tecido.

As alterações indutivas iniciais associadas à indução da formação de odontoblastos e dentina são semelhantes às descritas para o cemento primário. No entanto, após a perda de continuidade da bainha epitelial da raiz, observa-se a diferenciação de grandes células basófilas das células adjacentes do folículo pericoronário contra a superfície da dentina radicular. Essas células formam uma camada mais distinta de cementoblastos adjacentes à superfície da raiz. Elas geralmente possuem mais citoplasma e mais processos citoplasmáticos do que as células associadas ao cemento acelular.

A basofilia ao nível do microscópio corresponde ao retículo endoplasmático rugoso ao nível ultra-estrutural. Isto indica que os cementoblastos segregam o colagénio (juntamente com a substância fundamental) que forma as fibras intrínsecas do cemento celular secundário.

Essas fibras são orientadas paralelamente à superfície da raiz. Associado ao aumento da taxa de formação, uma fina camada de pré-cemento não mineralizado (cerca de 5 µm de espessura) estará presente na superfície do cemento celular.

A mineralização na camada mais profunda do pré-cemento ocorre de forma linear, mas, em geral, este tipo de cemento é menos mineralizado do que o cemento primário.

A incorporação de cementócitos, tal como acontece com os osteócitos do osso, requer a geração de novos cementoblastos a partir de células estaminais no interior do ligamento periodontal. As linhas incrementais podem estar presentes no cemento secundário, mas devido ao aumento da taxa de formação são mais amplamente poupadas do que no cemento acelular.

O cemento celular está normalmente presente como o tipo de fibra intrínseca. Nesta variedade, (fibra intrínseca celular) os tecidos não actuam como um papel de suporte, uma vez que nenhuma fibra de sharpey da PDL é inserida nele. No entanto, nas áreas apicais e de furca dos dentes humanos, este tipo de cemento alterna com camadas de cemento de fibra extrínseca acelular para formar o que é chamado de cemento estratificado misto celular. Esta camada pode estar presente em várias combinações e em várias espessuras.

Quando uma camada de cemento de fibra extrínseca acelular é coberta por uma camada de cemento de fibra intrínseca celular, deve haver uma alteração funcional nas fibras de Sharpey na porção afetada da superfície radicular.

Por outro lado, quando a fibra intrínseca celular é coberta por uma camada de cemento de fibra extrínseca acelular, as fibras de Sharpey ganham uma fixação no dente.

Um tipo adicional de cemento é o cemento celular de fibras mistas, que permite a fixação de fibras extrínsecas provenientes do PDL. Essas fibras serão alinhadas mais ou menos perpendicularmente à superfície da raiz, em contraste com as fibras intrínsecas secretadas pelos próprios cementoblastos, que são dispostas mais ou menos paralelamente à superfície da raiz.

Tal como referido para o cemento acelular, a origem exacta das células do folículo pericoronário associadas à formação do cemento celular está por esclarecer. Existe a possibilidade de que diferentes populações de células sejam responsáveis pela formação dos dois tecidos. Estão a acumular-se evidências que sugerem que as células associadas ao cemento acelular e ao cemento acelular apresentam fenótipos diferentes, conforme listado na tabela seguinte.

Possíveis diferenças fenotípicas entre cementoblastos associados a cemento celular e acelular:

Cementoblasts from Acellular cementum	Cementoblasts from Cellular cementum
1) Identifiable for only a short time	Identifiable for only longer period
2) Fibroblast like morphology	Osteoblast like morphology
3) Derived from epithelial root sheath	Derived from mesenchyme
4) Express cytokeratin	Do not express cytokeratin
5) Do not express receptors for parathormone	Express receptors for parathormone
6) Do not express TGF-ß & IGF	Express TGF-ß & IGF

Se esta sugestão for considerada correta, então, durante a formação do cemento estratificado misto celular, há uma mudança de uma célula formadora para outra. Devido à semelhança entre osteoblastos e cementoblastos, foi sugerido que as células progenitoras associadas ao osso alveolar podem migrar para a PDL e fornecer uma fonte para novos cementoblastos.

REGULADORES DA CEMENTOGÉNESE

A regulação ocorre devido a eventos, células e factores associados ao cemento.

Embora muitos dos eventos necessários para a formação do cemento estejam bem estabelecidos, as células e os factores reais necessários para formar este tecido durante o desenvolvimento, bem como durante a regeneração, ainda não foram definidos. Os agentes ideais a utilizar nas tentativas de regeneração de tecidos incluiriam aqueles que têm a capacidade de promover a migração e a fixação das células adequadas ao local de cicatrização, com a subsequente orquestração das células para permitir a diferenciação celular que actua como um osteoblasto, cementoblasto ou fibroblasto PDL.

Igualmente importante seria a capacidade de um agente promover a mineralização (novo cemento) ao longo da superfície da raiz com a inserção da PDL no cemento e no osso alveolar oposto para formar o periodonto. Esta descrição simplificada dos eventos sugere que a regeneração recapitula o desenvolvimento. No entanto, é importante reconhecer que existem diferenças em ambos os eventos e nas células necessárias para estes dois processos.

Por exemplo: a formação correta de coágulos parece ser fundamental para a cicatrização adequada de feridas e a subsequente regeneração de qualquer tecido. Além disso, durante a cicatrização de feridas, há uma resposta inflamatória normal, resultando na libertação de várias citocinas e factores de crescimento que podem não estar associados ao desenvolvimento de um determinado tecido. Apesar destas diferenças, é possível que os factores identificados como tendo um papel na regulação do desenvolvimento do cemento da raiz do dente, mas não necessariamente associados à regeneração deste tecido.

Embora se saiba que muitos dos factores estão presentes durante o desenvolvimento e a regeneração dos tecidos periodontais, as suas funções precisas nestes tecidos não estão claramente definidas.

CÉLULAS:

O exame histológico do periodonto saudável indica que vários tipos de células mesenquimais são importantes para a manutenção de um periodonto saudável. Essas células incluem: fibroblastos do ligamento periodontal, responsáveis por assegurar uma região funcional do PDL, osteoblastos e células progenitoras associadas, responsáveis pela preservação do osso alveolar circundante, cementoblastos, células de revestimento da superfície radicular, que parecem ter uma função limitada em termos de saúde, mas que podem ser activadas durante a cicatrização de feridas, e células paravasculares/marrons, que são importantes para fornecer os nutrientes locais necessários no local. Em contrapartida, as células responsáveis pela formação dos tecidos periodontais, pelo desenvolvimento e pelos aspectos reparadores/regenerativos, estão menos definidas e são uma área de intensa investigação por parte de vários laboratórios.

Ao nível do desenvolvimento, existem provas que sugerem que as células ectomesenquimatosas, as células foliculares e as células da papila dentária, quando desencadeadas, têm a capacidade de atuar como cementoblastos, fibroblastos da PDL ou osteoblastos.

Os tipos específicos de células que têm a capacidade de funcionar como cementoblastos durante a cicatrização de feridas permanecem desconhecidos. Shear sugeriu que uma pequena população de células PDL no periodonto maduro tem a capacidade de sofrer diferenciação para um fenótipo de osteoblastos e cementoblastos, actuando assim na formação de osso e cemento. No entanto, existem provas acumuladas que apoiam um papel dos fibroblastos da PDL como inibidores da mineralização. Assim, pode haver uma população celular distinta na região da PDL que pode tanto promover como inibir a formação de tecido menor, dependendo dos factores desencadeantes. É também altamente provável que outras fontes de cementoblastos ou células progenitoras de osteoblastos incluam o estroma da medula óssea e os fibroblastos paravasculares e endosteais.

A seguir, são discutidos os factores que se sabe estarem associados ao cemento, quer durante o desenvolvimento & / quer durante a regeneração. Também estão incluídas moléculas que não foram totalmente caracterizadas, mas que foram relatadas como estando ligadas ao cemento.

PROTEÍNAS MORFOGENÉTICAS ÓSSEAS (BMP)

As BMP são membros da superfamília do fator de crescimento transformador β que actuam através de receptores transmembranares de proteína quinase serina/treonina. Estas moléculas de sinalização têm uma variedade de funções durante a morfogénese e a diferenciação celular e, nos dentes, considera-se que fazem parte da rede de moléculas de sinalização epitelial-mesenquimal que regulam o início da formação da coroa. O papel das BMPs no desenvolvimento radicular, incluindo se estão implicadas na sinalização epitelial-mesenquimal, na via de sinalização e no fator de transcrição envolvido na modulação do seu comportamento, continua por definir.

No entanto, sabe-se que várias BMP, incluindo a BMP 2, a BMP 4 e a BMP 7, promovem a diferenciação de osteoblastos livres e de células precursoras de cementoblastos putativos. Além disso, as BMP's têm sido sucessivamente utilizadas para induzir a regeneração periodontal numa série de modelos experimentais.[26]

Factores epiteliais:

As interações epitelial-mesenquimal são necessárias para a formação da coroa do dente, e estão implicados factores epiteliais. As mesmas duas populações de células envolvidas na morfogénese da coroa - isto é, as células epiteliais dentárias e as células ectomesenquimais - também participam na formação da raiz. Considerando que estas interações também são necessárias para o desenvolvimento dos tecidos periodontais, são, portanto, candidatos lógicos, incluindo as proteínas do esmalte, as proteínas relacionadas com a hormona paratiroide e os constituintes da membrana basal. Um derivado da matriz do esmalte, constituído predominantemente por moléculas de amelogenina, é utilizado clinicamente para estimular a reparação e a regeneração, mas o seu mecanismo de ação continua por determinar.[26]

Moléculas de adesão:

As moléculas de sialoproteína óssea e osteopontina, que contêm o motivo de adesão arginina - glicina - ácido aspártico, estão associadas à formação do cemento durante o desenvolvimento e à reparação e regeneração dos tecidos periodontais.

Os dados actuais sugerem que a osteopontina está envolvida na regulação do crescimento mineral, enquanto a sialoproteína óssea promove a formação mineral na superfície radicular. O equilíbrio entre as actividades destas duas moléculas pode contribuir para estabelecer e manter uma PDL não mineralizada entre o cemento e o osso alveolar.[26]

Proteínas Gla:

As proteínas Gla contêm ácido y-carboxiglutâmico (Gla), um aminoácido de ligação ao cálcio que pode facilitar as interações com a hidroxiapatite. A proteína Gla óssea (Osteocalcina) é um marcador da maturação dos osteoblastos, odontoblastos e cementoblastos. Considera-se que regula a extensão da mineralização. A proteína Gla da matriz (MGP) foi identificada nos tecidos periodontais e, com base no seu papel sugerido como inibidor da mineralização, pode atuar para preservar a largura da PDL. Os ratinhos nulos para MGP apresentam uma calcificação ectópica substancial.[26]

Colagénios:

O colagénio de tipo I é o colagénio predominante no cemento; no cemento de fibras intrínsecas celulares, tal como no osso, acomoda a deposição mineral. Além disso, nas fases iniciais da cementogénese, durante o desenvolvimento e a reparação, o colagénio de tipo III está presente em grandes quantidades, mas diminui com a maturação deste tecido. O colagénio de tipo I é também o principal colagénio na região da PDL e a sua principal função é estruturar os feixes de fibras que ancoram o dente ao osso e distribuem as forças mastigatórias. O colagénio de tipo XII também é abundante na região da PDL, com níveis mais baixos observados no cemento. Este colagénio não fibrilar interage com o colagénio de tipo I e está presente em concentrações elevadas nos tecidos ligamentares; pode ajudar a manter uma PDL funcional.[26]

Factores de transcrição:

A Cbfa 1 e a osterix, a jusante da Cbfa 1, foram identificadas como "interruptores principais" para a diferenciação dos osteoblastos. No entanto, o Cbfa 1 foi agora encontrado em vários outros tipos de células, incluindo cementoblastos, odontoblastos e ameloblastos. Os factores exactos que desencadeiam ou activam estes factores de transcrição chave estão atualmente a ser investigados. As BMPs já foram identificadas como factores que promovem a expressão de Cbfa 1.[26]

Outros factores:

Outras moléculas que se encontram nos tecidos periodontais em desenvolvimento e maduros incluem a fosfatase alcalina, vários factores de crescimento (por exemplo, o fator de crescimento semelhante à insulina, o fator de crescimento transformador β e o fator de crescimento derivado das plaquetas), metaloproteinases e proteoglicanos. A importância da fosfatase alcalina para a formação do cemento foi há muito apreciada. Os proteoglicanos são importantes na formação de tecidos mineralizados, mas não foi estabelecido um papel específico relacionado com a promoção ou inibição da diferenciação dos cementoblastos ou com a estruturação da matriz do cemento.[26]

FACTORES MOLECULARES ASSOCIADOS AO CEMENTO:

<u>(modificado e atualizado de Me Neil)</u>

Proposed activity	Developing cementum	Mature cementum	Regenerative cementum
a) Adhesion or chemo-attraction	proteoglycans	proteoglycans	Not established
	osteopontin	osteopontin	Osteopontin
	Bone sialoprotein	Bone sialoprotein	Bone sialoprotein
	fibronectin	fibronectin	Not established
	laminin	Not established	Not established
	Not established	Cementum adhesion protein	Not established
	Collagen I,III,XII	Collagen I,III,XII	Collagen I,III
	Not established	Tenascin	Not established
	HERS factors	HERS factors	Not established
b) Mitogenesis	Growth hormones	Not established	Not established
	TGF-ß	TGF-ß	Not established
	IGF-I	Cementum growth factor/IGF-I	Not established

c)Differentiation	Parathyroid hormone related protein	Not established	Not established
	TGF-ß	TGF-ß	Not established
	BMP	BMP	Not established
	HERS factor	HERS factor	Not established
	Osteoblast specific transcription factor	Osteoblast specific transcription factor	Not established
d) Mineralization	Bone sialoprotein	Bone sialoprotein	Bone sialoprotein
	osteocalcin	osteocalcin	Not established
	Osteopontin	Osteopontin	Osteopontin
	Collagen I,XII	Collagen I,XII	Collagen I
	Proteoglycans	Proteoglycans	Not established

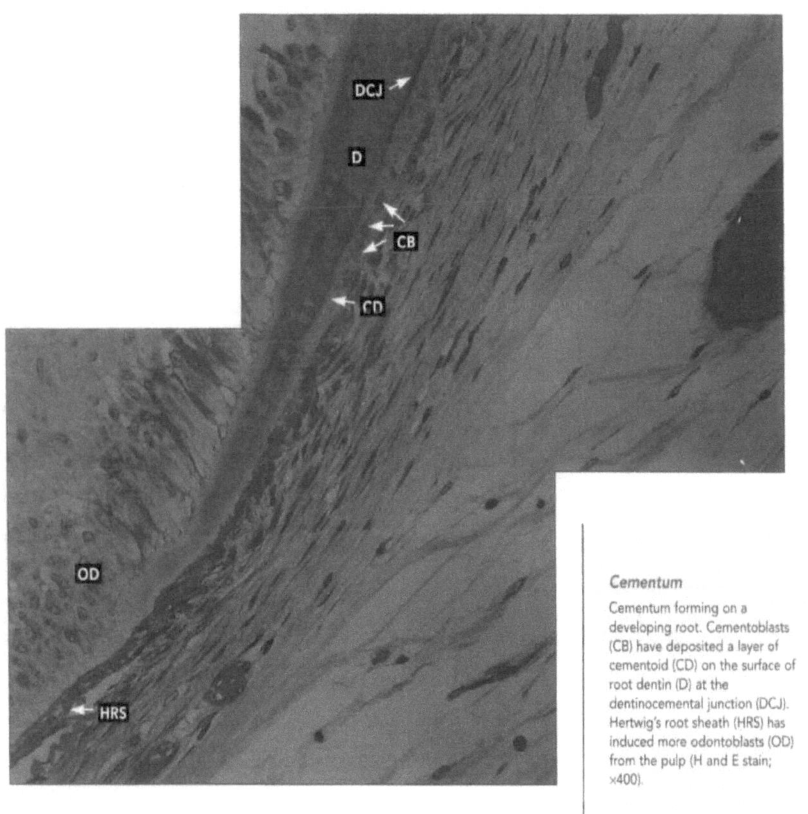

Cementum

Cementum forming on a developing root. Cementoblasts (CB) have deposited a layer of cementoid (CD) on the surface of root dentin (D) at the dentinocemental junction (DCJ). Hertwig's root sheath (HRS) has induced more odontoblasts (OD) from the pulp (H and E stain; ×400).

REACTIVIDADE DO CEMENTO

O exame de secções histológicas de dentes humanos, particularmente de dentes com história de doença periodontal e/ou oclusão traumática, revela a presença de linhas de reversão (linhas de cemento). Estas linhas evidenciam que o cemento na superfície da raiz está longe de ser um tecido inativo ou sem resposta. Quando o cemento (e o osso) pára de se formar, é depositada uma linha de repouso.

As linhas em repouso coram-se intensamente com hematoxilina e corantes metacromáticos, indicando quantidades aumentadas de glicosaminoglicanos e/ou glicoproteínas. Foram utilizados métodos imunohistoquímicos para detetar osteopontina nas linhas de inversão. O estudo das linhas de inversão pode fornecer pistas sobre locais de reabsorção prévia, reparação e cessação e ativação da deposição de AEFC e CIFC. Em geral, as linhas de reversão aumentam em número com a idade, reflectindo a história de crescimento e reabsorção do dente.

O cemento é mais resistente à reabsorção osteoclástica do que o osso. Devido a esta diferença, os dentistas são capazes de mover os dentes através do osso exercendo uma ligeira pressão sobre os dentes. A pressão excessiva sobre o PDL leva a danos celulares e à consequente resposta inflamatória e reabsorção radicular. Os cementoclastos (essencialmente osteoclastos que reabsorvem o cemento) têm a mesma morfologia que os osteoclastos. As propriedades do cemento que lhe conferem maior resistência à reabsorção provavelmente não residem na sua matriz (que é essencialmente semelhante ao osso). A maior resistência pode dever-se à inacessibilidade da superfície mineralizada do cemento, que se encontra coberta por fibrilas de colagénio não mineralizadas e fortemente compactadas. Está bem estabelecido que a diferenciação osteoclástica é auxiliada pelas propriedades quimioatraentes da osteocalcina e pelo contacto dos pré-osteoclastos com uma superfície mineralizada.

A observação de que o cemento não mineralizado dos dentes molares de ratos resiste à reabsorção durante a deriva distal ilustra o facto de uma superfície colagénica não mineralizada proporcionar um grau de proteção contra os osteoclastos.

Os cementoblastos expressam receptores da hormona paratiroideia, mas, ao contrário dos osteoblastos e das células de revestimento ósseo, não se retraem em resposta à hormona paratiroideia para expor a superfície da raiz aos pré-osteoclastos. As respostas diferenciais dos cementoblastos à hormona paratiroideia, bem como a outros factores que têm efeitos semelhantes aos da hormona paratiroideia, podem proteger a raiz do ataque osteoclástico, reduzindo a oportunidade de fixação e diferenciação dos cementoclastos.

Outra diferença entre o osso e o cemento é o alto teor de flúor do cemento. O elevado teor de flúor do cemento pode contribuir para a sua maior resistência à reabsorção.

Danos localizados na PDL, ou na superfície da raiz, levam à reabsorção radicular localizada que pode incluir a remoção de dentina. A reabsorção radicular é frequentemente uma consequência de traumatismo dentário agudo e do uso de força excessiva durante a movimentação ortodôntica do dente. As áreas de reabsorção são encontradas ao longo do PDL comprimido e da superfície da raiz.

O primeiro passo na reabsorção radicular é a degradação da matriz colagénica pelas metaloproteinases dos fibroblastos e dos monócitos. Estas enzimas são activadas durante a resposta inflamatória relacionada com a remoção de tecido necrótico. Isto leva à exposição da superfície mineralizada do cemento e à libertação de factores que estimulam a diferenciação e fixação dos osteoclastos. Uma medula óssea viável adjacente ao local da lesão cria uma resposta osteoclástica mais vigorosa, presumivelmente porque é uma fonte de cementoclastos

precursores.

A reabsorção radicular é seguida de uma fase de reparação durante a qual é depositado novo cemento (CIFC e/ou CMSC) no defeito de reabsorção. A fixação é proporcionada pelo depósito inicial de AEFC sobre a superfície antiga. Células mononucleares invadem o defeito a partir das superfícies radiculares normais que delimitam o defeito. Estas células depositam uma fina camada de AEFC em contacto com a superfície antiga de cemento e/ou dentina. Durante um período de 6 a 8 semanas, a maior parte da cavidade de reabsorção é preenchida com CIFC. A proteína morfogenética óssea 7, libertada do cemento e da dentina durante a reabsorção, pode funcionar, tal como acontece no osso, como um fator de acoplamento para atrair células cementogénicas para a superfície da raiz. Com o tempo, forma-se uma nova camada de AEFC sobre o CIFC para restabelecer uma ligação PDL.

As novas fibrilas de colagénio e as fibrilas de colagénio antigas são ligadas por uma junção direta do novo colagénio às extremidades das fibrilas de colagénio antigas ou por uma mistura de fibrilas antigas e novas. Vários investigadores observaram que a desmineralização da superfície ocorre durante o processo de cicatrização natural, indicando que a preparação da raiz com agentes desmineralizadores durante um procedimento de recolocação cirúrgica é um passo desnecessário. A remoção dos cristalitos de hidroxiapatite durante o processo de reparação natural expõe as extremidades das antigas fibrilhas de colagénio às moléculas de procolagénio recentemente segregadas. A probabilidade de ocorrer uma ligação funcional da PDL requer que as células epiteliais sejam impedidas de entrar em contacto e de se ligarem à superfície da raiz.

Os cementoblastos de rato e os seus precursores expressam receptores da hormona do crescimento. O recetor da hormona do crescimento é expresso nos pré-cementoblastos adjacentes à HERS. A expressão do recetor aumenta durante a formação do cemento e depois diminui nos cementócitos. As células do ligamento periodontal adjacentes ao AEFC não expressam o recetor da hormona do crescimento. Quantidades excessivas de hormona do crescimento causam hipercementose. Em contraste, a hipofisectomia leva a quantidades reduzidas de cemento celular. Em humanos com deficiência de hormona do crescimento, alguns dentes não se formam e outros sofrem um atraso na erupção.

Capítulo 10

FUNÇÕES DO CEMENTO:-

Embora tenham sido atribuídas diferentes funções aos diferentes tipos de cemento, deve ser entendido que o cemento funciona como uma unidade única.

a)   A principal função do cemento é auxiliar a **ancoragem** do dente no alvéolo através de um grupo de fibras de colagénio que se estende do interior do cemento, na vertente dentária, até à placa cribiforme do osso alveolar, na outra vertente.

b)   **Adaptação:** Outra função envolve a cementogénese apical para manter a relação funcional oclusal dos dentes, tentando assim compensar o desgaste das pontas e dos bordos do esmalte.

c)   A atividade cimentogénica também permite a recolocação e relocalização de fibras devido ao desvio mesial dos dentes. Além disso, a atividade cementogénica ajuda a manter a largura do ligamento periodontal.

Outras funções atribuídas à atividade cementogénica incluem a assistência em:-

1] Reparação de raízes (fracturas horizontais)

2] Revestimento de paredes em canais cheios.

3] Selagem de polpas necróticas através da oclusão do forame apical.

4] Proteção da dentina subjacente.

5] Modificar o efeito da reabsorção óssea.

6] Efeito na formação óssea.[27]

DETERMINAÇÃO DA IDADE A PARTIR DE LINHAS INCREMENTAIS DE CIMENTO PARA A MEDICINA DENTÁRIA FORENSE:

A determinação da idade a partir das linhas incrementais do cimento foi avaliada através de um estudo em dentes intactos obtidos de 17 indivíduos com idades compreendidas entre os 23 e os 77 anos. Secções transversais mineralizadas de 100 microns foram submetidas a um de três tratamentos: sem coloração, com coloração de sangue de Villanueva e com laranja de acridina. As áreas ideais foram selecionadas por microscopia ótica e fotografadas. Foi avaliada a possibilidade de contagem de linhas incrementais a partir de ampliações fotográficas. O número médio de anos necessários para a erupção de um determinado dente foi adicionado à contagem das linhas incrementais para determinar a idade estimada para esse indivíduo. Os resultados obtidos a partir de secções transversais mineralizadas não coradas com 100 microns de espessura, utilizando microscopia de interferência diferencial (Nomarsky), forneceram as linhas mais contáveis. A exatidão e a repetibilidade do método não dependem do tipo ou da localização do dente, mas da média obtida a partir da realização do maior número possível de contagens. Este método pode ser aplicado a populações em geral, independentemente da saúde sistémica ou periodontal.[32]

Avaliação das técnicas de preparação, coloração e microscopia para a contagem de linhas incrementais no cemento de dentes humanos.

A aposição do cemento ocorre em fases, resultando em dois tipos de camadas com diferentes propriedades ópticas e de coloração que podem ser observadas por microscopia ótica. Linhas incrementais estreitas e de coloração escura são separadas por faixas mais largas de cemento de coloração clara. A distância entre uma linha e a seguinte representa um depósito anual de incremento de cemento em muitos mamíferos, e a contagem destas linhas tem sido utilizada por rotina para estimar a idade dos animais. As linhas de incremento no cemento também foram observadas em secções de dentes humanos, e existem vários métodos para as preparar e corar para contagem. Foram cortadas secções longitudinais e transversais, trituradas ou descalcificadas, de raízes dentárias humanas fixadas em formol, incluídas em parafina ou congeladas, e coradas utilizando várias técnicas. O cemento foi investigado utilizando luz convencional, fluorescência, luz polarizada, varrimento confocal a laser, contraste de interferência, contraste de fase e microscopia eletrónica de varrimento. Foi possível observar linhas incrementais no cemento em secções trituradas e após descalcificação, tanto em secções congeladas como em secções incluídas em parafina. As linhas incrementais foram coradas com azul de toluidina, violeta de cristal, hematoxilina ou ácido periódico de Schiff (PAS), permitindo a diferenciação por microscopia ótica convencional. O contraste foi melhor utilizando microscopia de fluorescência e excitação por luz verde, uma vez que as bandas cementárias coradas, mas não as linhas incrementais, fluoresceram após coloração com violeta de cristal, PAS ou hematoxilina e eosina. Os resultados com outras técnicas microscópicas não foram satisfatórios. Uma vez que as linhas incrementais não são destruídas por ácidos e se coram de forma diferente do restante cemento, é provável que possuam uma estrutura orgânica que difere do cemento. As linhas incrementais no cemento dentário humano puderam ser melhor observadas utilizando secções descalcificadas coradas com violeta de cristal excitado por luz verde.[21]

Linhas incrementais no cemento dentário humano em relação à idade.

A contagem de linhas incrementais no cemento dentário é um método aceite para estimar a idade em muitos mamíferos selvagens. Nos dentes humanos, essa contagem tem dado resultados variáveis. Caninos e pré-molares de raiz única foram desmineralizados, incluídos em parafina, seccionados e corados, e as secções foram vistas num microscópio de fluorescência. As linhas não fluorescentes, vistas contra um fundo fluorescente, foram contadas diretamente ou seu número foi calculado contando-se apenas algumas delas e computando-as na largura total do cemento. O coeficiente de correlação entre a idade do dente e o número de linhas para todo o material foi de = 0,84 quando contadas e = 0,73 quando calculadas. Esse coeficiente foi maior nos segundos pré-molares inferiores e menor nos dentes extraídos devido a doenças dentárias. O coeficiente só foi significativo em dentes de indivíduos com idade inferior a 50 anos. A fórmula de regressão com a idade do dente como variável dependente indicou que apenas as linhas incrementais formadas em aproximadamente cada dois anos mancharam o suficiente para serem contadas.[22]

Capítulo 11

ENVELHECIMENTO DO CEMENTO:-

Os elementos celulares do cemento exibem alterações decorrentes da idade, que são notadas especialmente nas células localizadas mais distantemente do ligamento periodontal, a fonte de nutrição. As alterações degenerativas afectam tanto o núcleo como outros constituintes citoplasmáticos.

As alterações nucleares envolvem a condensação da cromatina, terminando finalmente na fragmentação e lise do material nuclear. No citoplasma, as populações de organelos estão diminuídas e as alterações na organização celular podem resultar em vacuolização. Nas fases finais da citomorfose, a célula sofre autólise. Isto resulta num esvaziamento da lacuna e dos seus canalículos. Os espaços esvaziados (lacuna e seus canalículos) em procedimentos de preparação de tecidos histológicos atuam como locais para o acúmulo de ar, detritos e corantes, proporcionando assim uma melhor identificação.[27]

Capítulo 12

REABSORÇÃO E REPARAÇÃO DO CEMENTO: -

Embora o cemento seja menos suscetível à reabsorção do que o osso sob alguma pressão (por exemplo, com carga ortodôntica), a maioria das raízes dos dentes permanentes ainda apresenta pequenas áreas localizadas de reabsorção. A causa deste fenómeno não é conhecida, mas pode estar associada a microtraumatismos. A reabsorção é efectuada por odontoclastos multinucleados e pode continuar na dentina da raiz.

As deficiências de reabsorção podem ser preenchidas pela deposição de tecido mineralizado. De facto, pode ser observada uma linha conhecida como linha de reversão que separa o tecido de reparação dos tecidos dentários subjacentes normais. Em algumas secções, observa-se que os odontoclastos reabsorvem através da fina camada de cemento acelular e penetram na dentina radicular. A reparação ocorre e uma camada de células em formação (cementoblastos) deposita uma fina camada de matriz (pré-cemento) na deficiência. Uma linha de reversão, irregular e de coloração escura, separa os tecidos de reparação dos tecidos dentários subjacentes.

O tecido de reparação assemelha-se ao cemento celular. As células formadoras têm uma ultraestrutura semelhante à dos cementoblastos. Podem ser observadas linhas que se assemelham a linhas incrementais e existe uma zona de tecidos de reparação não calcificados homólogos ao cemento. No entanto, podem ser observadas diferenças entre o tecido de reparação e o cemento. A largura da zona não calcificada do cemento reparador (15µm) é maior do que a do cemento anterior (5-10µm), seu grau de mineralização é menor (conforme avaliado pela densidade eletrônica), seus cristais são menores e glóbulos calcificados estão presentes, sugerindo que a mineralização não está ocorrendo uniformemente.

Estas diferenças podem estar relacionadas com a velocidade de formação do tecido de reparação. Quando esta é muito lenta, o tecido de reparação não pode ser distinguido histologicamente pelo seu padrão de mineralização do cemento primário. No entanto, quando o tecido de reparação é formado rapidamente (como nos dentes decíduos em reabsorção), ele se assemelha muito ao osso tecido.

O cimento na superfície da raiz sofre reabsorção e reparação alternadamente, de acordo com a mudança de ambiente que enfrenta. A reabsorção pode ser de um grau muito pequeno que pode ser detectado apenas microscopicamente ou pode ser uma grande concavidade que pode até ser detectada radiologicamente.[5]

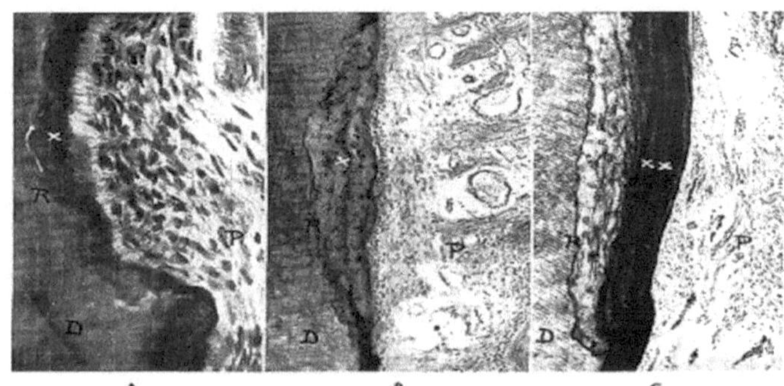

Fig. 6-23. Repair of resorbed cementum. A, Repair by acellular cementum, x. B, Repair by cellular cementum, x. C, Repair firs: by cellular, x, and later by acellular, xx, cementum. D, Dentin. R, Line of resorption. P, Periodontal ligament.

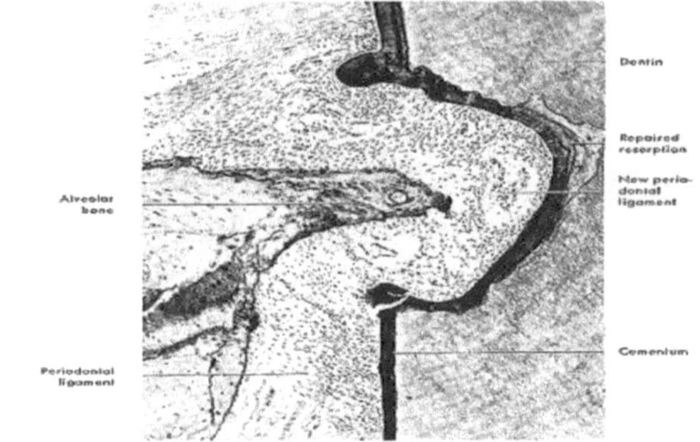

Fig. 6-24. Functional repair of cementum resorption by bone apposition. Normal width of periodontal ligament reestablished.

CAUSAS DE REABSORÇÃO CEMENTÁRIA:

Podem existir causas locais ou sistémicas de reabsorção cementária. Estas são as seguintes:

<u>**CAUSAS LOCAIS**</u> : As condições locais que dão origem à reabsorção cementária são as seguintes

1) Traumatismo por oclusão

2) Quistos e tumores

3) Patologia periapical

4) Força ortodôntica excessiva

5) Dentes embutidos

6) Dentes transplantados e reimplantados.

<u>**CAUSAS SISTÉMICAS**</u> :- As condições sistémicas que causam ou induzem a reabsorção cementária são as seguintes

1) Deficiência de cálcio

2) Deficiência de vitaminas A e D

3) Hipotiroidismo.[7]

TIPOS DE REPARAÇÃO CEMENTÁRIA

A reparação do cemento é um processo para curar os danos causados pela reabsorção ou fratura do cemento. A reparação pode ser anatómica ou funcional.

<u>**Reparação anatómica**</u>: - Na reparação anatómica o contorno da raiz é restabelecido tal como era antes da reabsorção cementária. Geralmente ocorre quando o grau de destruição é baixo.

<u>**Reparação funcional**</u>: - Em casos de grande reabsorção ou destruição cementária, a reparação não restabelece o mesmo contorno anatómico que antes, porque apenas uma fina camada de cemento acelular e celular é depositada sobre a concavidade criada pela reabsorção cementária. Para manter a largura do ligamento periodontal, o osso alveolar adjacente cresce e assume a forma do defeito que segue a superfície da raiz. Isto é feito

para melhorar a função do dente, o que é chamado de reparação funcional.[7]

HISTOLOGIA DA REPARAÇÃO E REABSORÇÃO: -

O aspeto microscópico da área que apresenta reabsorção radicular aparece como uma cavidade semelhante a uma baía na superfície da raiz e está rodeada por grandes macrófagos mononucleares.

Os períodos de reparação e deposição de novo cemento alternam com os períodos de reabsorção. Assim, a reabsorção não é um processo contínuo. As linhas de reversão separam o cemento recém-depositado do cemento antigo e delimitam a borda da concavidade de reabsorção. As fibras periodontais fixam-se ao cemento recém-depositado e mantêm a relação funcional.

É importante referir que a presença de ligamento periodontal viável é necessária para a deposição de cemento e que tanto os dentes vitais como os não vitais podem sofrer reabsorção cementária.[7]

Capítulo 13

ANOMALIAS CEMENTÁRIAS:-

1) Hipercementose :-.

Hipercementose significa uma espessura anormalmente proeminente do cemento na superfície da raiz. Esta anomalia pode afetar todos os dentes da dentição em conjunto ou pode ocorrer num único dente da dentição.

Hipercementose localizada :-

Encontra-se numa única localização em qualquer ponto da superfície radicular. Os exemplos de cementose localizada são os picos de cemento e a excementose, que é uma projeção arredondada que se desenvolve pela deposição de cemento sobre restos epiteliais degenerados na superfície da raiz. Por vezes, os corpos redondos calcificados incrustados são encontrados em áreas localizadas de cemento hiperplásico. Estes também são chamados de excementose.

Hipercementose generalizada:- que envolve as raízes de todos os dentes de uma dentição está presente em certas condições, tais como

a) Doença de Paget do osso (hereditária)

b) Infeção periapical

c) Dentes não funcionais sem qualquer antagonista.

Em caso de infeção periapical, o cemento é depositado adjacente a

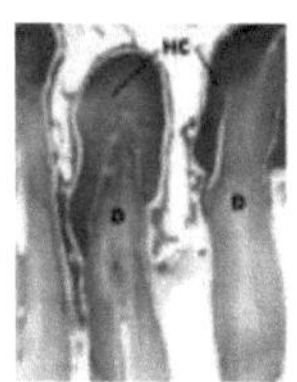 tecidos 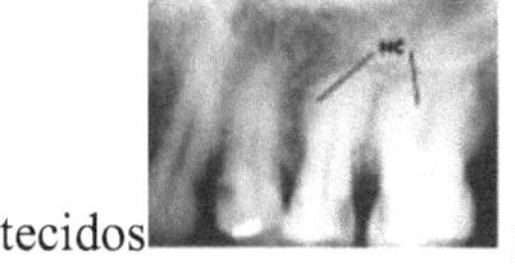 periapicais inflamados .

2) Hiperplasia cementária :-

A hipercementose é também designada por hiperplasia cementária quando o crescimento cementário não ajuda a aumentar a funcionalidade do dente ou ocorre em dentes não funcionais, como a hipercementose devida a uma infeção periapical. Nos dentes não funcionais, a hiperplasia é caracterizada pela redução do número de fibras de Sharpey embebidas na raiz.

3) Hipertrofia cementária:-

Se o crescimento excessivo do cemento melhorar ou ajudar no funcionamento dos dentes, este facto é referido como hipertrofia cementária. O espigão cementário desenvolve-se geralmente devido a forças oclusais extensas ou à tensão devida à força ortodôntica. Isto proporciona uma maior área de superfície para a fixação das fibras periodontais.

Na hipertrofia localizada, pode formar-se um esporão ou uma extensão de cemento em forma de pronga, geralmente observada em dentes expostos a grande stress. A pronga fornece uma área de superfície maior para as fibras de fixação. Como resultado, forma-se uma ancoragem mais firme do dente ao osso alveolar circundante.

Hipoplasia cementária

A hipoplasia do cemento ocorre nas superfícies radiculares de pacientes que sofrem de hipofosfatasia. A hipofosfatasia é uma doença hereditária transmitida como um traço autossómico recessivo. A formação do cemento nos dentes anteriores primários é normalmente defeituosa. A perda prematura de dentes sem reabsorção radicular é um dos primeiros sinais da doença. Estão também presentes outras anomalias esqueléticas. Os indivíduos gravemente afectados não sobrevivem para além da infância.

Em pacientes com periodontite juvenil localizada, os incisivos permanentes e os primeiros molares apresentam formação avançada de bolsas, perda de inserção e reabsorção óssea alveolar avançada. Na forma familiar da periodontite juvenil localizada, a destruição dos tecidos desenvolve-se rapidamente sem um processo inflamatório associado. As superfícies radiculares dos dentes afectados apresentam cemento hipoplásico. Em alguns destes doentes, a fosfatase alcalina sérica é anormalmente baixa (hipofosfatasia). Também foi relatada uma diminuição da eficiência da resposta dos neutrófilos aos agentes patogénicos periodontais em doentes com periodontite juvenil localizada.

A patogénese da perda dentária nestas duas doenças sublinha a importância de níveis normais de fosfatase alcalina durante os períodos de desenvolvimento radicular. Níveis baixos de fosfatase alcalina levam a defeitos na formação e mineralização do cemento. As superfícies radiculares desprovidas de AEFC e/ou CMSC normais têm uma fixação deficiente das fibras de colagénio e são, por isso, mais susceptíveis às consequências da colonização bacteriana da superfície radicular. Nestas condições, a rápida perda de ligação, concomitante com a migração epitelial e a reabsorção do osso alveolar, leva à perda prematura do dente.[7]

4) Hipofosfotasia

Trata-se de uma doença óssea rara, hereditária, de traço autossómico recessivo. Caracteriza-se principalmente por uma atividade reduzida da isoenzima não específica dos tecidos (fígado/ossos/rins) da fosfatase alcalina (TNSALP), devido a mutações de desativação no gene TNSALP. São observados níveis reduzidos de fosfatase alcalina e níveis aumentados de fosfoetanolamina no sangue e na urina. Uma caraterística consistente é a perda prematura de dentes decíduos, que é atribuída a perturbações na formação do cemento (hipofosfotasia infantil). A forma adulta é ligeira, com perda prematura de dentes decíduos ou permanentes, geralmente edêntulos. Há um bloqueio da formação do cemento acelular, mas a formação do cemento celular continua. Devido ao "defeito do cemento" nos dentes com HPP, as fibrilas colagénicas do ligamento periodontal não estão ligadas à raiz através das fibras de Sharpey.

O exame de dentes decíduos ou permanentes esfoliados mostra a ausência ou uma redução acentuada do cemento que cobre a superfície da raiz. O exame histológico de 28 dentes decíduos perdidos prematuramente de sete crianças com HPP, que apresentavam deficiência de TNSALP, em comparação com 16 dentes de controlo, revelou que o aparelho de fixação periodontal estava gravemente comprometido. As observações mostraram claramente que a formação de cemento foi quase completamente abolida na HPP, não só para o cemento acelular mas também para o cemento celular - Bos e colaboradores

5) Cementículos

Os cementos são corpos cimentados lamelares redondos que se encontram livres no espaço do ligamento periodontal ou estão ligados à superfície da raiz.

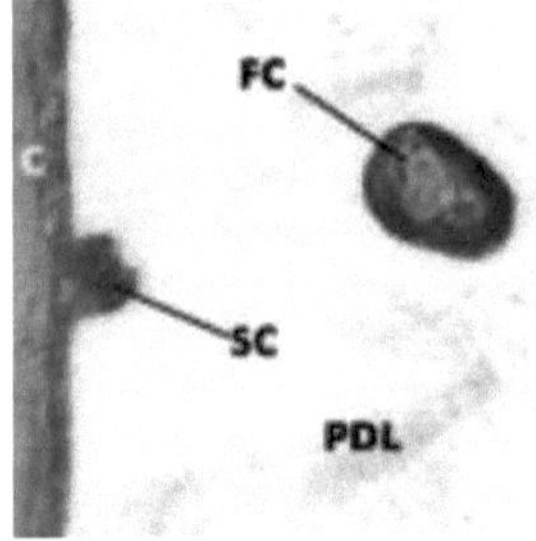

Os cementículos desenvolvem-se em torno de um nódulo central, que pode ser uma espícula de osso ou cemento ou restos epiteliais calcificados. Encontram-se maioritariamente em

uma pessoa envelhecida ao longo da raiz. Podem ser encontrados no local do traumatismo.

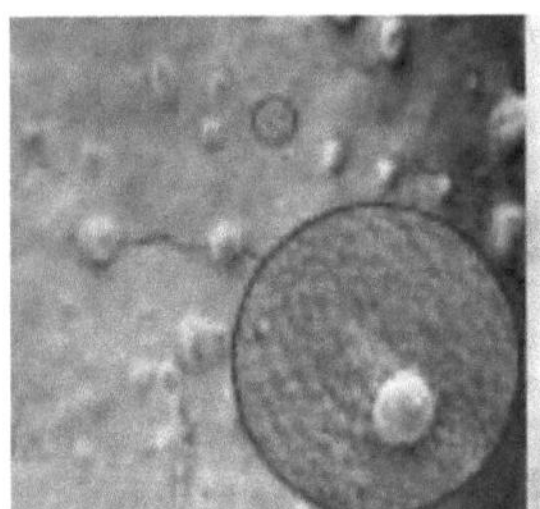 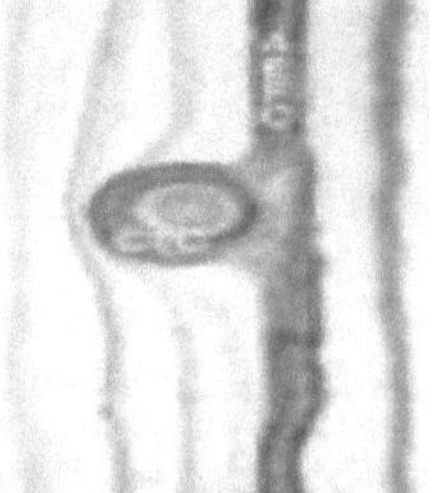

6) Lacerações cementárias:

Pequenas espículas de cemento que se desprendem da superfície da raiz são chamadas de lágrimas de cemento. Por vezes, podem ser fragmentos de osso. que se encontram livres no ligamento periodontal, assemelhando-se a cementículos.

7) Pontas de cimento:

É um tipo de hipercementose caracterizada pela ocorrência de pequenos picos ou excrescências de cemento na superfície radicular. Aparece em casos de trauma oclusal excessivo. O mecanismo exato é desconhecido.

8) Fibroma Cemento-Ossificante (Fibroma Cimentante)

Os fibromas cemento-ossificantes (FCO) dos maxilares são lesões benignas bem circunscritas, geralmente de crescimento lento, que aumentam de tamanho de forma expansiva. Por vezes, podem atingir grandes dimensões e provocar deformações consideráveis. O termo "fibroma cemento-ossificante" é utilizado para descrever lesões fibrosas que contêm calcificações com uma forte semelhança entre o osso e o cemento. A neoplasia é composta por tecido fibroso, trabéculas ósseas e material semelhante ao cemento.

C/F:

-   As lesões pequenas raramente causam sintomas.

-   Os tumores de Sarger causam assimetria facial indolor.

-   A mandíbula é mais afetada.

R/F:

-   Bem definido e unilocular.

-   Dependendo da quantidade de material calcificado produzido, pode aparecer completamente radiolucente ou com diferentes graus de radiopacidade.

- Divergência radicular ou reabsorção radicular.

- Camadas laminadas de cemento secundário, geralmente do tipo lamelar, observadas extensivamente no terço apical da raiz.

Radiograficamente, é evidente uma estrutura radicular alterada causada pela acumulação excessiva de cemento à volta da raiz. Os dentes afectados demonstram um espessamento da raiz rodeado por um espaço radiolúcido do ligamento periodontal com uma lâmina dura adjacente intacta.

H/P:

- Predomina um estroma fibroblástico altamente celular.

- Os capilares atravessam este estroma e os focos de trabéculas osteóides.

- Nas lesões radiolúcidas, o elemento fibroso é predominante e a matriz osteoide é pouco calcificada. Quando as trabéculas ovóides ou curvilíneas prevalecem e mostram padrões de polarização consistentes com o cemento, então a lesão está a diferenciar-se ao longo das linhas celulares do ligamento periodontal.

9) <u>Cementoblastoma</u>

O cementoblastoma ou cementoma verdadeiro é um tumor odontogénico benigno que surge a partir de cementoblastos, compreendendo 1%-6,2% de todos os tumores odontogénicos. Esta neoplasia de cementoblastos funcionais forma uma grande massa de cemento ou tecido semelhante ao cemento na raiz do dente. Ocorre mais frequentemente no sexo masculino, geralmente em pacientes com menos de 25 anos de idade, produzindo um inchaço que pode deformar as corticais ósseas. Radiograficamente, a massa calcificada está aderida à raiz do dente, com perda do contorno radicular devido à reabsorção e fusão da raiz com o tumor. Histologicamente, o tumor apresenta placas de tecido semelhante a cemento, que podem conter um grande número de linhas de reversão com cementoblastos activos. As trabéculas de cemento irregularmente mineralizadas estão fundidas com a raiz do dente. Uma faixa de tecido conjuntivo fibroso na periferia, semelhante a uma cápsula, pode estar presente.

10)   Displasia Cemento-Ossea (Displasia Ossea)

A displasia cemento-óssea ocorre nas áreas dentárias dos maxilares. Surge em estreita aproximação ao ligamento periodontal/defeito na remodelação óssea extra-ligamentar desencadeada por factores locais - desequilíbrio hormonal.

. Com base em caraterísticas clínicas e radiográficas:

- Focal

- Periapical

- Florid

Displasia Cemento-Ossea Focal

C/F:

- Predileção pelo sexo feminino

- Ocorrer em qualquer zona dos maxilares

- Assintomático

R/F:

- A lesão varia de completamente radiolúcida a densamente radiopaca com um fino rebordo radiolúcido periférico.

- As margens são ligeiramente irregulares

Displasia cemento-óssea periapical
(Displasia Cementária /Cementoma)

C/F:

- Envolve as regiões periapicais da mandíbula anterior.

- Preconceito feminino

- Assintomático

- Os incisivos e os pré-molares são mais frequentemente afectados

R/F:

- A radiolucência é habitual mas não invariavelmente circunscrita e localizada

  subjacente a um espaço de ligamento periodontal apical intacto.

- O dente sobreposto é vital.

Displasia cimento-óssea florida

C/F

- Aparece com envolvimento multifocal não limitado à mandíbula anterior.

- Tendência acentuada para o envolvimento bilateral.

- Assintomática, por vezes descoberta apenas em radiografias

- Por vezes, pode estar presente uma dor surda.

R/F:

- Inicialmente radiolúcida, mas com o tempo torna-se mista.

Caraterísticas histológicas:

- H/F semelhante em 3 displasias cemento-ósseas

- São constituídos por fragmentos de tecido celular mesenquimatoso composto
  por fibroblastos fusiformes e fibras de colagénio.

- Dentro deste tecido conjuntivo fibroso, existe uma mistura de osso tecido, osso
  lamelar e partículas semelhantes a cemento.

- À medida que as lesões amadurecem e se tornam escleróticas, a proporção de tecido conjuntivo fibroso para material mineralizado diminui.

- Globulos de material cemento-ósseo acelular e desorganizado são visto.

Capítulo 14

CONSIDERAÇÕES CLÍNICAS: -

ANKYLOSIS

Quando há fusão do cemento e do osso alveolar sem ligamento periodontal entre eles, isso é conhecido como anquilose.

<u>Causas:</u> 1) Reimplante e transplante de dentes defeituosos, em que o ligamento periodontal está danificado.

2) Dentes encastrados.

3) Infeção periapical crónica.

4) Trauma em dentes decíduos - levando à destruição do folículo dentário de desenvolvimento subjacente.

(O folículo pericoronário é responsável pela formação do periodonto) Na anquilose, há reabsorção da raiz e sua substituição por osso.

EXTRACÇÃO DE DENTES:-

Antes de efetuar a extração de qualquer dente firme, deve ser tirada uma radiografia do mesmo. Esta é efectuada para verificar se existe anquilose do dente, hiperplasia do cemento, presença de cementoma ou excementose. A presença de qualquer uma das anomalias acima referidas prende o dente muito firmemente ao osso e, ao tentar a extração, pode provocar a fratura do dente e/ou do osso.

FRACTURA DA RAIZ:-

Quando o dente recebe um golpe acidental ou uma pessoa morde acidentalmente um objeto muito duro, a raiz pode fraturar. Esta fratura pode ser horizontal ou vertical. O dente com fratura vertical tem um mau prognóstico e normalmente não pode ser reparado facilmente com cemento. Deve ser extraído ou estabilizado por meio de esplintagem intra-coronária com colagem.

O dente com fratura horizontal, dependendo da localização da linha de fratura e da idade do paciente, tem um prognóstico variável. Se a fratura se situar no terço apical e médio da raiz num paciente jovem, pode ser reparada com cemento e o prognóstico da vitalidade da polpa do dente para a sobrevivência é razoável. Mas se a fratura for no terço coronal, então o prognóstico da vitalidade da polpa do dente é mau.[7]

CEMENTO E PERIODONTOLOGIA

A estrutura e a composição bioquímica do cemento são afectadas na periodontite. A destruição das fibras do tecido conjuntivo leva à perda de fixação e os danos no cemento tornam-se irreversíveis quando a superfície do cemento é exposta às bolsas periodontais. A alteração da composição bioquímica do cemento durante a doença periodontal resulta na perda de substâncias activas e na deposição de inibidores, como as endotoxinas. O cemento doente inibe a fixação e o crescimento das células do tecido conjuntivo e promove a fixação epitelial, o que constitui a base para novas abordagens terapêuticas em que as raízes doentes são condicionadas para promover a fixação do tecido conjuntivo (Bartold et al, 2000).

IMPORTÂNCIA DO ALISAMENTO RADICULAR NO TRATAMENTO PERIODONTAL: -

O planeamento radicular é um tratamento para remover o cemento necrótico e para alisar a superfície radicular de modo a reduzir a profundidade da bolsa. No caso de bolsas profundas, a superfície do cemento exposta nas bolsas torna-se hipermineralizada e são produzidas endotoxinas pelas bactérias da placa bacteriana que são incorporadas no cemento. Estas endotoxinas causam alterações estruturais no cemento e podem interferir na cicatrização durante o tratamento periodontal. O planeamento radicular remove o cemento necrótico hipermineralizado, produzindo uma superfície fresca e estéril para a cicatrização da bolsa.

O cemento celular é semelhante ao osso, mas não contém quaisquer nervos. Por isso, o cemento não é sensível. Se o cemento for removido, a dentina subjacente fica exposta, o que pode resultar em sensibilidade. A reparação do cemento é um mecanismo de defesa muito importante. O cemento é resistente à reabsorção sob uma ligeira pressão. A reabsorção do osso alveolar e não do cemento torna possível o movimento ortodôntico do dente.[7]

Capítulo 15

RESUMO

O cemento é a fina camada de tecido calcificado (depósitos de cálcio resistentes) que cobre a dentina da raiz e é um dos quatro tecidos que suportam o dente na mandíbula (o periodonto). Os outros tecidos que suportam o dente são o osso alveolar, o ligamento periodontal e a gengiva. O cimento é o menos conhecido destes quatro tecidos.

O cemento é amarelo pálido com uma superfície baça e é mais macio do que a dentina. A permeabilidade do cemento varia consoante a idade e o tipo de cemento, sendo a variedade celular mais permeável. Em geral, o cemento é mais permeável do que a dentina. A relativa suavidade do cemento combinada com a sua espessura significa que é facilmente removido por abrasão quando a superfície da raiz é exposta ao ambiente oral.

Muito pouco se sabe sobre a origem e a dinâmica celular das células formadoras de cemento (cementoblastos). Embora restrito à raiz em humanos, o cemento está presente nas coroas de alguns mamíferos. O cemento varia em espessura em diferentes níveis da raiz, mas é mais espesso no ápice da raiz.

O cemento é adjacente ao ligamento periodontal na sua superfície externa e está firmemente fixado à dentina na sua superfície profunda. A sua principal função é fixar as fibras de colagénio do ligamento periodontal. Por conseguinte, é um tecido altamente reativo que mantém a integridade da raiz, ajudando a manter o dente na sua posição funcional na boca e estando envolvido na reparação e regeneração do dente

O cemento forma-se lentamente ao longo da vida, o que permite a reinserção contínua das fibras do ligamento periodontal. O cemento é semelhante ao osso em termos de composição química e propriedades físicas, mas é avascular (não está associado a vasos sanguíneos nem é irrigado por eles) e é menos facilmente reabsorvido

REFERÊNCIAS

1) Anatomia das estruturas orofaciais: 4th edição, Marca. Isselhard

2) Avery.J.:Desenvolvimento e Histologia Oral. Histologia do Periodonto: 1988

3) Bancroft...: Manual ofHistological Techniques. 1984.

4) Bancroft.J.D, Callis.G.M, Gamble.M:Teoria e Prática de Técnicas Histológicas. 2002.

5) Bercovitz B.K.B, Holland.G.R, Moxham.B.J:Oral Anatomy,Histology and Embryology.2002;III edition.

6) Carranza, Newman, Takei: Periodontologia Clínica. X edição.2006.

7) Chandra S.: Textbook of Dental and Oral Histology with Embryology. 2004

8) Chatterjee.C.C. : Blood. HumanPhysiology.1951

9) Chaudhry.S.: Concise MedicalPhysiology.2002

10) Chaurasia.B.D : Osteologia da cabeça e do pescoço. Anatomia Humana.2002; III edição.

11) Cormack.D.H.-Ham's Histology. 1987; IX edição.

12) Revisão do cemento dental: desenvolvimento, estrutura, composição, regeneração e funções potenciais: Braz J Oral Sci. janeiro/março 2005-Vol. 4-Número 12

13) Eroschenko.V.diFiore's: Atlas de   Histologia com funções correlação.2005.

14) Ferguson. D. B.: Oral Bioscience.1999.

15) GanzMichael:Review ofHistology. 1985

16) Garant.P.R.: Oral Cells and Tissues.2003.

17) Gartner.L.Colour: TextbookofHistology.1997.

18) Gray H. (1821-1865): Anatomia do Corpo Humano.

19) Guyton & Hall. Textbook ofMedical Physiology. 1981

20) Kumar G.S.: Orban's Oral Histology & Embryology XIIth edi.2008.

21) Kvaal SI, Solheim T, Bjerketvedt D: Avaliação da preparação, coloração e técnicas microscópicas para a contagem de linhas incrementais no cemento de dentes humanos. Biotech Histochem. 1996 Jul; 71(4):165- 72.

22) Kvaal SI, Solheim T.: Linhas incrementais no cemento dentário humano em relação à idade. Eur J Oral Sci. 1995 Aug; 103(4):225-30.

23) Letty moss: Tecidos dentários e orais, 2nd edition

24) Moore.L.: The Developing Human. 2003.

25) Murray & Cranner: Harper's Biochemistry. XXIV edição.1996.

26) Nanci.A,Whiston.W, Paola.B:Tencate's Oral Histology, Development, Structure and Function.2005;VI edição

27) Histologia Oral, Herança e Desenvolvimento (2nd edition):D.Vincent Provenza, Werner Seibel.

28) Rajendran R.: Shafer's Textbook of Oral Pathology.5th edition.

29) Riviere .H: Lab Manual ofNormal Oral Histology.2000.

30) Robbins e Cotran: Pathologic Basis ofDiseases.2004; VII edição.

31) Singh.I.B.: HumanHistology.2004.

32) Sousa EM, Stott GG, Alves JB: Determinação da idade a partir de linhas incrementais cementárias para a medicina dentária forense. Biotech Histochem. 1999 Jul; 74(4):185-93.

33) Thomas D.H.Diekwisch: Biologia do desenvolvimento do cemento Int.J.Dev.Biol.45:695-706(2001).

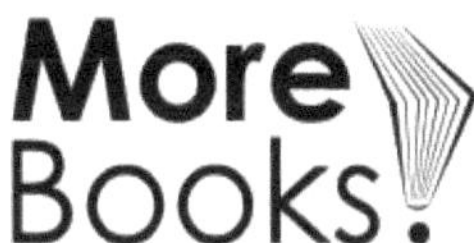

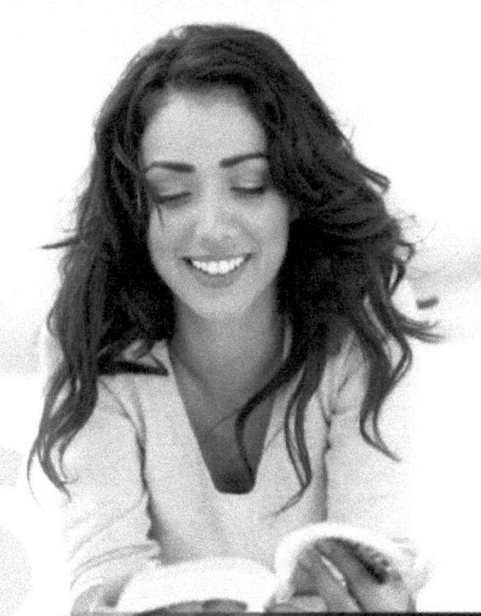

I want morebooks!

Buy your books fast and straightforward online - at one of world's fastest growing online book stores! Environmentally sound due to Print-on-Demand technologies.

Buy your books online at
www.morebooks.shop

Compre os seus livros mais rápido e diretamente na internet, em uma das livrarias on-line com o maior crescimento no mundo! Produção que protege o meio ambiente através das tecnologias de impressão sob demanda.

Compre os seus livros on-line em
www.morebooks.shop

info@omniscriptum.com
www.omniscriptum.com

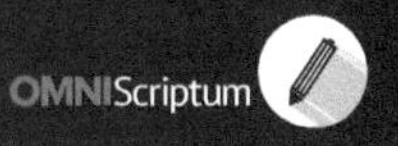

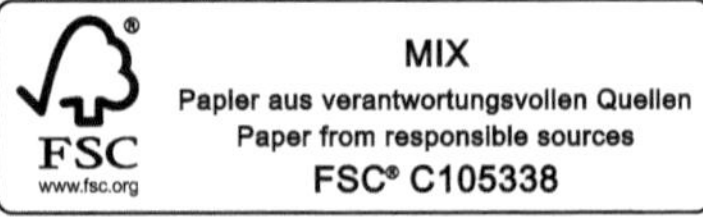

Printed by Books on Demand GmbH, Norderstedt / Germany